メディカルアロマテラピーの科学

はじめに

私は東京都千代田区にて「クリニックF」というレーザー専門クリニックを開業しています。私のレーザー治療のテーマのひとつが、「肌質を若返らせる」治療です。「肌質を改善する」「肌を若々しく入れ替える」「ニキビ跡を治療する」といった専門治療のために、ここ数年は海外の学会の招待講演を年間20回受ける、忙しい日々を送っています。

現代の医療現場では、信頼できる科学的根拠（エビデンス）に基づいた西洋医学をベースにして、東洋医学をはじめとした様々な自然療法などが、治療の現場に取り入れられています。その中には、本書のテーマであるエッセンシャルオイル、アロマテラピーもあります。古代から営々と語り継がれてきた伝承の数々が、最近の研究によって、医学的にそして科学的に解明されつつあります。

エッセンシャルオイルには、心身をリラックスさせ、気持ちをリフレッシュさせる効果があるといわれてきました。オイルの芳香の刺激は、鼻腔《びくう》の嗅覚器《きゅうかく》と第一脳神経である嗅神経を通じて、情動や感情に影響を及ぼす古い脳である「大脳辺縁系」へダイレクトに伝わります。それは、生命活動や本能行動に影響していきます。私のクリニックでも、アロマテラピストの資格を持ったナースが働いていますので、処方する高機能の医薬化粧品にどのような匂《にお》いを付けるか、季節ごとに再検討しています。

もともと五感のうち嗅覚と聴覚は、自然界での危険を察知するために発達してきました。人間は、3000~1万種類の香り（匂い）を判別できる嗅覚を持っていますが、進化の過程で大脳皮質を発達させ、嗅覚に全面的に頼らずとも危険を察知し、回避する能力を身につけました。その代わり増えてきたのが、社会生活や対人関係で受けるストレスです。

ストレスは、文明生活を始めた古代から、すでに多くの人間が感じていました。そのストレスから解放されるひとつの方法として、心地よい香り（匂い）を嗅《か》ぐという文化が生まれました。それは、ストレス社会で生きるためには、脳に直接作用する香り（匂い）を使って、感情をコントロールすることが必要だったからです。そして、王族や貴族などの富裕層が中心となって、様々な植物から芳香成分を抽出して、生活に取り入れるようになっていきました。それがエッセンシャルオイル、アロマテラピーの原型であり、歴史です。

本書は、医学的な観点から研究した論文を中心に、エッセンシャルオイルの効能などをまとめました。横断的な知識を得るための一助になれば幸いです。

東京都千代田区　クリニックF院長室にて

医師・医学博士・工学博士　藤本　幸弘

メディカルアロマテラピーの科学　目次

第3章　エッセンシャルオイルの効果

⦿健康── Health

⦿美容── Beauty

第1章

エッセンシャルオイルとは

学力アップにも効く？　エッセンシャルオイル

エッセンシャルオイルというと、皆さんはどのようなイメージをおもちでしょうか？　エステティックサロンなどで、アロマポットから出ている摩訶《まか》不思議な香りを想像される方も多いかもしれません。エッセンシャルオイルを入れたアロマバスやアロマトリートメントなどを楽しんでいる方も多いでしょう。

このように、エッセンシャルオイルは、香りを楽しんで心をリラックスさせるものというイメージが一般的だと思います。

しかし、エッセンシャルオイルには、もっと深い力があるのです。最近の研究では、リラクゼーションとは逆に集中力を高め、学習や仕事を効率化するジョブサポート的な効果や、様々な病気を発見・治療し、予防するメディケーション効果などが期待できることがわかってきました。

小学校五・六年生の児童の過半数は、「つかれやすい」、「いらいらする」というストレスを抱えています。思春期の始まりにあたるこの時期は、皆さんも経験されたと思いますが、自分の性格や友達、そして将来などについて様々な悩みを抱えています。住んでいる地区によっては、私立や国立中学の受験を志す小学生もいます。２０１４年４月に小学六年生38名を対象に行った悩みに関するアンケート調査では、78％の児童が「現在、不安や悩みがある」と回答。その原因では、過半数の児童が「将来」と「勉強」をあげました。

このようなストレスが精神的疲労として蓄積していけば、子どもたちの学習意欲は低下してしまいます。そこで、エッセンシャルオイルによって、子どものストレスを和らげ、集中力、および学習意欲が向上するのではないかという仮説のもとに、小学六年生の児童を対象に、異なる2種類のエッセンシャルオイルで、気分と計算力がどのように影響を受けるか、公益社団法人日本アロマ協会が実験をしました。

実験は、２０１４年10月16日（天候は晴れ、教室の温度25・7℃、湿度47％）にペパーミントオイルの芳香浴を行う教室とオレンジオイルの芳香浴を行う教室、比較対象として精製水の芳香浴を行う教室に分かれて行われました。実験開始の合図とともに、各児童がペパーミントオイル、オレンジオイル、もしくは精製水をオイル滴下用厚紙プレートに滴下して手に持ち、少しずつ鼻に近づけて香りを感じたところで手を止め、目を閉じて30秒間、香りを吸入する芳香浴を行いました。その後30秒経過した後、目を開けてオイル滴下用厚紙プレートを机上に置き、芳香環境を継続しながら３つの問題について回答してもらう実験を行いました。

３つの問題とは、①今の心理状態を分析する８つの質問に「０　全くそうでない」から「５　非常にそう思う」までの６段階で回答する調査票への回答、②縦10×横10の左端と上端に０から９の数字がランダムに並び、それぞれ交差するところを加算する「百ます計算」、③与えられた時間内に提示されたカテゴリーの単語をできるだけ多く想起する「語想起課題」です。「語想起課題」では、小学生にも親しみがある野菜、乗り物、鳥、国、おやつ、楽器、洋服、職業を30秒間でいくつ想起できるかという問題にしました。

①については、ペパーミントオイル芳香浴をした児童と精製水芳香浴をした児童では変化は

なかったのですが、オレンジオイル芳香浴をした児童は、精製水と比較して、活性度、安定度、快適度が向上していることがわかりました。これは、児童の好みも関係していたようです。オレンジオイルは全員が好きであると回答していたからです。

一方ペパーミントオイルは、17人中13人が好きと回答していましたが、4人が嫌いと回答していました。好きと答えた児童たちでは、ペパーミントオイル芳香浴後の活性度、安定度、快適度、覚醒度は全て精製水の場合に比べて高かったのですが、嫌いと回答した児童たちは、精製水の場合よりも低い結果となりました。好きな香りであれば、エッセンシャルオイルの効果は出てくるようです。

さらに、芳香浴後の気分では、ペパーミントオイル芳香浴後の児童は「集中している」、「頭がスッキリしている」、「元気がある」の3項目が高くなりました。オレンジオイル芳香浴後の児童は「イライラしていない」、「やる気がある」、「不安でない」、「きびきびしている」、「頭がスッキリしている」の5項目が高くなりました。

②の「百ます計算」では、各児童の百ます計算作業数と計算ミスを見てみると、作業数は、ペパーミントオイル、オレンジオイルいずれも、精製水と比較して変化はなかったものの、計算ミスではペパーミントオイルが23・８％、オレンジオイルが27・３％減少することがわかりました。

③の「語想起課題」に関しては、１項目あたりの平均正答数を見てみると、ペパーミントオイル、オレンジオイルいずれも、精製水と比較して大きな違いはありませんでした。

このように、エッセンシャルオイルの香りが、小学校高学年の児童の気分を改善して計算力にもいい影響を与えることが明らかになりました。

この実験で使用したペパーミントオイル、オレンジオイルは、集中力やスッキリ感、やる気が出る、イライラ感・不安感の軽減、きびきびしているなどの項目で気分が改善し、活性度、安定度、快適度の向上が認められました。

計算力に関しては、計算ミスの平均値が24～27％も減少しました。これは、ペパーミントオイルおよびオレンジオイルの香りが、小学校高学年児童の気分に好影響を与え、繰り返し計算課題による集中力の低下を軽減し、ケアレスミスを少なくしていることを物語っています。

ヨーロッパで生まれた？ エッセンシャルオイルの歴史

紀元前3000年頃の古代メソポタミアの頃から、人類は宗教的な儀式や祭礼で、良い香りのする木（香木）を焚《た》いていました。また、古代エジプトでは芳香植物をオイルに漬け込んだものを儀式の際に薫香《くんこう》として焚いていました。香木を火にくべたり、薫香を焚いたときに良い香りが漂うことで、気持ちが落ち着いたり、神聖さを感じたからでしょう。「良い香り」は、身体的、精神的に良い作用をもたらすということが、なんとなく肌感覚的にわかっていたからではないでしょうか。そして「良い香り」がもたらす作用が、医術として占星術や呪術とからみ合い、香りを焚き、呪文《じゅもん》を唱えてから治療が行われるようになりました。

メソポタミアでは、薬の処方や祈りの言葉が書かれた粘土板や素焼きの蒸留器の原型などが発見されています。当時は、ケシ、ヒヨス、センナ、ニッケイ、乳香、没薬などの芳香植物が、浸剤、軟膏、薫香、香油、沐浴などで利用され、ハチミツ、オリーブ油、ゴマ油、ワイン、牛乳などが基材として活用されていたようです。

エジプトでは、円錐型に固めた香料入りの軟膏を頭にのせた貴婦人の姿の壁画が発見されました。それは、芳香植物が医術、呪術、化粧、ミイラ作りに用いられていたことを示しています。紀元前３０００年頃は、非常に貴重な存在である香料は、王族と聖職者しか使うことができませんでした

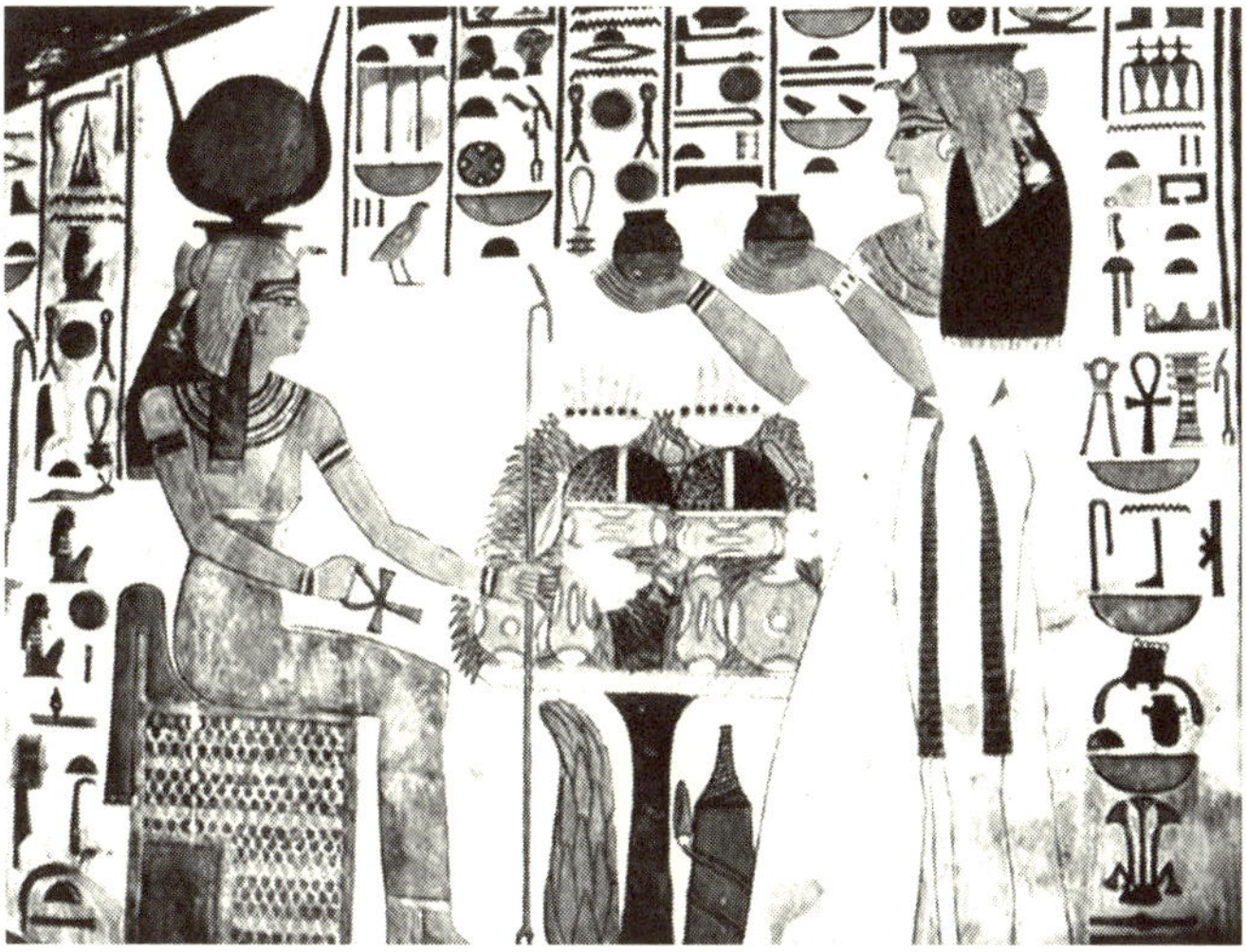

エジプトの貴婦人

が、紀元前1000年頃には、一般の民にも広がっていきました。紀元前20年前後に君臨した女王クレオパトラは、香りの力を駆使して世界の歴史を動かしたといわれています。彼女が愛したのは、キフィ、バラ、シベットの香りでした。

やがてエジプトの香りの文化は、ギリシアへと伝播していきます。この頃になると、呪術と医学がはっきりと区別されていきました。ギリシア医学を発展させた「医学の父」ヒポクラテスは、芳香植物を積極的に治療に取り入れ、鎮痛作用のある香油のトリートメントで外傷を治療していました。さらに植物学の父と呼ばれる、アリストテレスの弟子テオプラトスは、『植物誌』を著し、その中で芳香植物についても詳しく述べています。また、薬理学と薬草学の父と呼ばれるディオスコリデスは、軍医として諸国を歩き、『薬物誌：マテリア・メディカ』を著しました。600種に及ぶ植物が記載されたこの本は、重要な薬学の文献となりました。

そして古代ローマ帝国に引き継がれたヒポクラテスのギリシア医学やテオプラトスの博物学

は、大プリニウスの大著『博物誌』に結実されていきます。『博物誌』の中では、イエスの葬送の際に用いられたとされる香料の原材料であるナルド（スパイクナード）の他、ラベンダーなどのハーブ、バラやスミレなどの花と、多種多様な香料植物や薬効植物の形状や香り、また生産地ごとの特徴や使い方について詳細に記されていました。この『博物誌』は、近代のエッセンシャルオイルやアロマテラピーの貴重な資料となっています。

ローマ帝国はその後東西に分裂し、やがて東西ローマ帝国は滅亡。ヨーロッパは５００年も続く、暗黒時代に突入します。

一方、ギリシア・ローマ時代の知識や技術は、東の地、アラビアにも伝播していきます。アラビアで製紙・印刷・火薬などの新技術がつぎつぎに発明され、宗教・哲学・科学が独自の発達を遂げていました。

ヒポクラテスのギリシア医学やテオプラトスの博物学は、アラビアの医学や錬金術と融合します。特に卑金属を金に変える錬金術は、化学や薬学の発展に貢献し、博物学をさらに発展させていきました。10世紀頃になると、医師・錬金術師・哲学者のアヴィセンナ（イブン・シーナーとも読む）がローズ精油の抽出に成功します。１０２０年にまとめ上げた『医学典範（カノン）』は、17世紀まで医科大学の教科書として使われていました。また、錬金術によって発明されたアルコールは、エッセンシャルオイル本来の香りを楽しむ香水の基材として人気を呼びました。これらアラビアの科学技術やエッセンシャルオイル、香水などは、やがてヨーロッパにもたらされることになります。それには十字軍の遠征がきっかけとなりました。

そして東西の文化交流が復活、ヨーロッパの暗黒時代が終焉《しゅうえん》を迎えたのです。

12～13世紀になると、ヨーロッパ各地にもエッセンシャルオイルの蒸留所が建設されました。南イタリアの小都市サレルノでは、初の医学校が作られ、十字軍兵士の治療にあたりました。16世紀以降、植物療法は大変盛んになりました。この頃、ペストなどの伝染病が流行していたのに、香水工場で働く人だけは病にかからなかったことで、エッセンシャルオイルやアルコールには殺菌消毒作用があることもわかってきました。

19世紀初頭から20世紀にかけて医学と有機化学は飛躍的に発展し、植物の有用成分を単体で抽出して化学合成する合成薬や抗生物質、ワクチン、抗ヒスタミン薬、ホルモン薬などが開発され、エッセンシャルオイルや植物をそのまま利用する治療法は衰退していきました。

しかし、薬の副作用や耐性菌の問題、生活習慣病やストレス性の疾患などが増えてきたことから、再び伝統的な医療が見直されています。エッセンシャルオイルは、その中でも最も歴史のある医療法のひとつとして注目を集めています。

香りを活用するものは日本にも

香りのもたらす作用については、日本でも古代・中世からよく知られていました。特にお香の話は様々な場面で登場します。

５９５年、淡路島に漂着した香木（沈香《じんこう》）が、聖徳太子に献上されたと伝えられています。

また、仏教伝来とともに、多数の香木が一緒に渡来しました。中でも天下統一の名香とうたわれるのは、現在でも正倉院に所蔵されている国宝、「蘭奢待《らんじゃたい》」という香木です。754年、鑑《がん》真和上《じんわじょう》は、32種類の香りの材料を日本に伝え、さらに数種類の香木を練り合わせて焚く「薫物《たきもの》」の調合法をもたらしました。

平安時代になると、貴族のたしなみとして、香りそのものを楽しむお香が普及していきました。『源氏物語』の中では、光源氏が着物の袖からかぐわしい香りを漂わせて恋人の逢瀬《おうせ》に出かけたといわれています。そして貴族同士の遊びとして独自の「薫物」を作って香りの優劣を争う「薫物合わせ」という遊びも流行していました。

室町時代になると香りを観賞する「香道」が始まり、織田信長は、国宝「蘭奢待」の香木を切り取ったといわれています。また徳川家康は沈香の「伽羅《きゃら》」コレクターとして有名でした。この他にも合戦に出る際に、香を兜《かぶと》の中に炊き込む戦国時代の武将がいたことが、様々な文献でも明らかになっています。

このような香木の歴史的な話とは別に、日常的に香りと親しむ習慣があります。例えば、柑橘《かんきつ》類のゆずの実を入れた風呂に入浴する「ゆず湯」。温まりますよね。一年の中で最も日照時間が短い冬至に、「ゆず湯」に入ると邪気を払い風邪をひかなくなるといわれていました。ゆずの実だけではなく、みかんの皮を浴槽に浮かべたりして入浴する方法も、民間で広く行われています。

このようにゆずや柑橘系の実や皮をお湯に入れると、実や皮に含まれるエッセンシャルオイルが抽出され、湯気に芳香が漂うことになります。これは、基本的にはレモンやグレープフルーツなどの柑橘系のエッセンシャルオイルと同じものです。つまり天然のアロマバスなのです。

日本に、エッセンシャルオイルが本格的に普及してきたのは1980年代後半になってからですが、日本人は、古くから香りを生活に取り入れてきたのです。

エッセンシャルオイルの作り方

植物から漂う香りの正体。それは、エッセンシャルオイルです。エッセンシャルオイルは、いくつもの芳香成分の混合体です。その芳香成分の一つひとつは薬理的な作用をもっています。

このエッセンシャルオイルは、植物の二次代謝で作り出されます。ほとんどの植物は、根から吸い上げた水と太陽の光、空気中の二酸化炭素から生育に必要な炭水化物（ショ糖やグルコース、でんぷんなど）と酸素を作り出す「光合成」を行っています。この光合成は一次代謝と呼ばれます。そして植物は、その植物オリジナルの物質を作ります。香りの元となるエッセンシャルオイルやコーヒー豆や茶に含まれるカフェイン、ゴムノキのゴム、柿の渋などのタンニン、タバコのニコチン、トリカブトやキナの木、インドジャボク、ケシなどに含まれるアルカロイドなど、これらの物質は全て二次代謝といわれる活動で作られるものなのです。

植物が二次代謝をしてオリジナルの物質を作り出すのは、身を守り、子孫を残すためといわれています。植物は、動物と違って動くことができないために、根付いたところで一生を終えるしかありません。そこで、ウイルスや細菌の感染を防ぎ、受粉を助けてくれる昆虫たちを呼び寄せる香りを放散させます。逆に、動物や昆虫が嫌う香りや毒を分泌することで、食べられないようにして身を守るのです。エッセンシャルオイルが薬理作用をもっているのは、このような植物の二次代謝の〝恵み〟があるからなのです。

このような〝恵み〟であるエッセンシャルオイルを抽出するには、いくつかの方法があります。代表的な抽出方法をご説明しましょう。

水蒸気蒸留法

ほとんどのエッセンシャルオイルは、この方法で抽出されています。原料植物を釜《かま》に入れ、水蒸気を吹き込んで加熱します。大きな蒸し器で蒸すようなイメージですね。そうすると、水蒸気の熱でエッセンシャルオイルを蓄えていた細胞が壊れ、中の芳香成分が放出され揮発していきます。そのようにして気化した芳香成分は、釜の上部にあるパイプを通じて冷却タンクに送られ、再び冷やされて液体になります。その際に水蒸気も同時に冷やされて水に戻ります。そのようにして集められた液体の中で、水に溶けないで浮いたものがエッセンシャルオイルです。

エッセンシャルオイルを除いた水は、芳香蒸留水と呼ばれ、わずかなエッセンシャルオイルや水溶性の植物成分が溶け込んでいますので、化粧水や飲用に使うことができます。

直接蒸留法

水蒸気蒸留法と同様に、原料植物を加熱して芳香成分と水蒸気を冷やし、エッセンシャルオイルや水溶性の植物成分を採取します。直接蒸留法では、原料植物を水に浸して、窯《かま》を

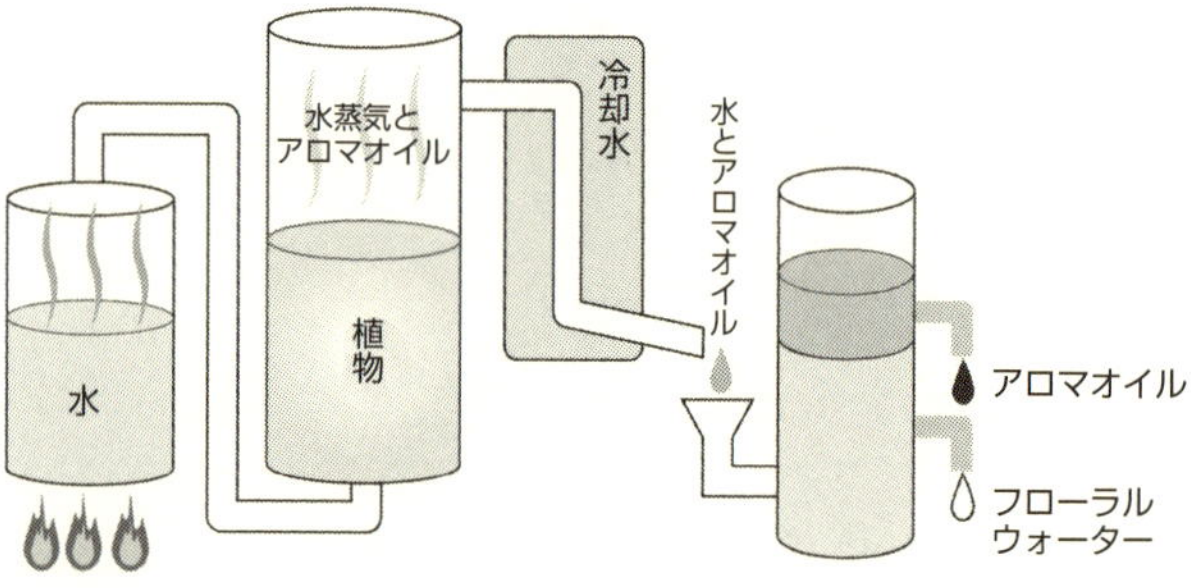

図1　水蒸気蒸留法

直接加熱します。ちょうど茹《ゆ》でるようなイメージで、釜の上部にあるパイプを通して気化した芳香成分と水蒸気を冷却タンクに送ります。水蒸気蒸留法に比べて蒸留時間が長くなるため、エステルなどの化合物は分解されてしまいます。

有機溶剤抽出法

ジャスミン、ローズ、チュベローズ、フランキンセンスなどの花や樹脂の芳香成分を有機溶剤で溶かして抽出します。原料植物を石油エーテルやヘキサンなどの有機溶剤に浸して芳香成分を抽出し、その後溶剤を蒸発させます。その後、アルコールを混ぜて芳香成分だけをアルコールに溶け込ませ、その他のカスやゴミと分離します。そして、芳香成分が溶け込んだアルコールからアルコールを分離すると、芳香成分のエッセンシャルオイルのみを精製します。

有機溶剤抽出法では、水蒸気蒸留法や直接蒸留法では抽出されにくい成分や色素、ロウ成分なども含まれ、生産量も増やすことができます。

冷浸法（アンフルラージュ法）

ラード（牛脂、豚脂）が芳香成分を吸着する性質を利用した伝統的な抽出法です。最近はあまり行われなくなりました。

周囲を木枠で囲ったガラス板にラードを塗り、ジャスミンやチュベローズの花を丁寧に敷き詰め、新しい花と取り換えたりしながら3週間から1ヵ月ほどかけて芳香成分をラードに吸着させます。十分に芳香成分で飽和したラードを「ポマード」と呼びます。「ポマード」をアルコールに混ぜ芳香成分をアルコールに溶け込ませて分離した後、アルコールを分離して芳香成分のエッセンシャルオイルのみを精製します。

圧搾法

柑橘系の果実の皮などを搾って芳香成分を抽出する最も簡単な方法です。加熱はしないので、自然な香りをそのまま抽出することができます。ホホバオイルやスイートアーモンドオイルなどのキャリアオイル（希釈用植物オイル）もこの「圧搾法」で抽出されています。抽出されたものは、「エッセンス」と呼ばれることもあります。

超臨界抽出法

物質には液体と気体が共存できる臨界温度と臨界圧力があります。この臨界点を超えた流体（超臨界流体）を利用して抽出します。もっとも、超臨界流体として利用されているのは液化炭酸ガスです。液化炭酸ガスは、低温で超臨界状態になるので、熱に弱い成分を抽出することができます。食用ゴマ油の製造に利用されています。

低温真空抽出法

21世紀に入って日本で開発された、最新かつ最も効率性の高い抽出法です。溶剤や水を利用せずに、真空ポンプでタンク内を減圧状態に保ち、マイクロ波で植物を加熱。蒸発した植物中の有用成分を冷却凝縮器で液体に戻し、回収器で集めます。40℃前後の低温で抽出するために、熱に弱い芳香成分を含む有効成分を自然に使い形で取り出すことができます。抽出する機器も比較的安価で、短時間に抽出することができ、エッセンシャルオイルなどの有用成分が、水蒸気蒸留法は０・０５％、超臨界抽出法は０・１％であるのに対し、低温真空抽出法は０・５％と収率・品質が高いのが特徴です。

この低温真空抽出法によって、現在より質の高いエッセンシャルオイルを比較的安価に初期投資で採取することが可能となり、日本発のエッセンシャルオイルが世界を席巻する日が来るかもしれませんね。

◆化学的にエッセンシャルオイルを分類すると……

エッセンシャルオイルは、多種多様の芳香成分の混合体です。これらは主に炭素Ｃ、水素Ｈ、酸素Ｏの３つの元素が結合し、わずかな並び方の違いでいろいろな香りが作り出されます。

この芳香成分の多くは、テルペン化合物またはテルペノイドと呼ばれる化合物です。特に水素Ｈと炭素Ｃだけでできている炭化水素類は多くのエッセンシャルオイルに含まれています。

さらに、モノテルペン炭化水素類は$C_{10}H_{16}$、セスキテルペン炭化水素類は$C_{15}H_{24}$と比較的分子量が小さく、容易に皮膚から吸収されるのが特徴です。炭化水素類が変化してアルコール類、フェノール類他などが作られます。

主な精油成分のグループとその特徴についてご説明しましょう。

モノテルペン炭化水素類

多くのエッセンシャルオイルに存在しますが、特にオレンジ、レモン、オウシュウアカマツ、サイブレスなど柑橘の果皮や針葉樹のエッセンシャルオイルに多く含まれています。優れた抗菌、抗ウイルス、抗炎症、うっ滞除去、血流促進などに作用します。その他には、コーチゾン様、去痰《きょたん》、鎮咳《ちんがい》、強壮刺激、免疫強化などがあります。

《主要成分名》

カンフェン、α－ピネン、β－ピネン、γ《ガンマ》－テルピネン、パラシメン、フェランドレン、β

－ミルセン、リモネン、δ《デルタ》－３－カレン

セスキテルペン炭化水素類

カモミール、ジャーマン、シダーウッド・アトラス、パチュリ、ブラックペッパーに多く含まれています。優れた抗炎症、抗ヒスタミン、鎮掻痒《ちんそうよう》、抗アレルギーなどが特徴で、その他に、鎮痛、抗けいれん、強壮刺激、血圧降下、うっ滞除去などに作用します。

《主要成分名》

カマズレン、β－カリオフィレン、クルクメン、ゲルマクレンD、ジンジベレン、セドレン、パチュレン、ヒマカレン、ビサボレン、ファルネセン

モノテルペンアルコール類

ラベンダーなどハーブ類に多く含まれています。炭化水素に－OH（水酸基）が結合。優れ

た抗菌、抗ウイルス作用をもっています。この他にも抗真菌、免疫強化、強壮刺激、神経強壮、鎮静、精神高揚、駆虫などにも作用します。

《主要成分名》

ゲラニオール、シトロネロール、ツヤノール、テルピネン-4-オール、α-テルピネオール、ネロール、ℓ《イオータ》-メントール、リナロール、ラバンジュロール

ジテルペンアルコール類

クラリセージ、ジャスミン、ロックローズなどに含まれています。エストロゲン様作用があります。その他、強壮刺激やうっ血除去の作用があります。

《主要成分名》

スクラレオール、フィトール、マノオール

セスキテルペンアルコール類

サンダルウッド、サイプレス、ニアウリなど樹木の木部と葉、そしてカモミール・ジャーマン、パチュリ、キャロットシードなど一部のハーブに含まれています。強壮刺激、免疫強化、うっ滞除去、抗炎症、抗アレルギー作用などに優れています。

《主要成分名》

カジノール、カロトール、サンタロール、セドロール、ネロリドール、ファルネソール、ビサボロール、バレリアノール、パチュロール、ビリジフロロール

ケトン類

種類により危険度が異なります。セージ、ペニーロイヤル、ワームウッドは、主要成分のツヨシやプレゴンが多く、肝毒性と神経毒性が特に強いものが多いです。C＝O（カルボニル基）をもつ優れた粘液溶解、去痰、免疫強化、脂肪溶解、鎮痛、胆汁分泌、瘢痕《はんこん》形成、通経作

用があります。また、神経毒性と肝毒性があります。

《主要成分名》

アトラントン、カンファー、カルボン、ツヨシ、ヌートカトン、ピペリトン、ピノカンフォン、プレゴン、フェンコン、ベルベノン、メントン、ｃｉｓ－ジャスモン

アルデヒド類

使い方に注意を要するグループ。アルデヒド基をもつもので、抗菌、抗ウイルス、抗真菌、抗炎症、鎮痛、血圧降下、鎮静、解熱、消化促進作用などがあります。粘膜・皮膚刺激、肝毒性があります。

《主要成分名》

シトロネラール、ゲラニアール、ネラール、シンナミックアルデヒド、アニスアルデヒド、

ベンズアルデヒド

フェノール類

ベンゼン環に直接－OH（水酸基）が結合しているために、刺激臭ともいえる強い香りと強い作用があります。エッセンシャルオイルの中で最も強い抗菌、抗ウイルス、抗真菌作用をもっています。粘膜・皮膚刺激や肝毒性が強く、その他に鎮痛、麻酔、免疫強化、神経強壮、駆虫などの作用があります。

《主要成分名》

オイゲノール、カルバクロール、チモール

フェノールエーテル類

フェノール同様に使い方に注意を要するグループです。アニス、サッサフラス、タラゴン、フェンネル、ナツメグ、バジルなどに多く含まれています。フェノールに－O－（エーテル基）が結合したグループで、神経毒性、肝毒性があります。鎮痛、抗けいれん、筋肉弛緩、エストロゲン様などの作用があります。抗菌、抗ウイルス、抗真菌作用は、フェノール類の方がはるかに強いといわれています。

《主要成分名》
アネトール、サフロール、メチルオイゲノール、メチルカビコール（別名：エストラゴール）、ミリスチン

オキサイド（酸化物）類

ニアウリ、マートル、ユーカリ・ラジアータ、ユーカリ・グロブルスなど樹木の葉とカモミール・ジャーマン、ゼラニウム、ローズなど一部のハーブ系のエッセンシャルオイルに含まれています。優れた去痰、抗カタル、粘液溶解作用があります。その他免疫強化、抗菌、抗ウイ

ルス、駆虫、抗炎症などの作用もあります。

《主要成分名》

1・8-シネオール、ビサボレンオキサイド、ビサボロールオキサイド、リナロールオキサイド、ローズオキサイド、アスカリドール

エステル類

果物のような甘くフルーティな香りが特徴。アルコール類と酸が反応して生成されます（有機酸＋アルコール→エステル＋水）。優れた神経系の鎮静、鎮痛、抗炎症、筋肉弛緩、抗けいれん作用が特徴です。その他にも、抗菌、抗ウイルス、抗真菌、強壮刺激、血圧降下などの作用があります。

《主要成分名》
アンゲリカ酸イソブチル、安息香酸《あんそくこうさん》ベンジル、アンスラニル酸ジメチル、酢酸ゲラニル、酢酸ベンジル、酢酸ボルニル、酢酸リナリル、サリチル酸メチル

ラクトン類

分子量が大きいので、圧搾して抽出した柑橘系のエッセンシャルオイルに多く含まれており、水蒸気蒸留したものには含まれないことが多いようです。血圧降下、鎮静、精神高揚、抗真菌、抗ウイルス、脂肪溶解、粘液溶解などの作用があります。なお、クマリンには肝毒性、フロクマリン類は光毒性（紫外線と反応して皮膚のシミ、発赤、皮膚がんを誘発する可能性）があるので注意が必要です。

《主要成分名》
クマリン、ジャスミンラクトン、フロクマリン類（〈別名プソラレン〉）、ベルカプテン、ベル

ガモッチン、ベルガプトール、キサントトキシン、アンゲリシン、インペラトリン）

体は嫌いな香りで回復することも

エッセンシャルオイルには、各々固有の作用があります。例えばラベンダーは、モノテルペンアルコール類が多く含まれているために、鎮静作用があるといわれています。しかし、ラベンダーのエッセンシャルオイルを嗅《か》ぐと、誰もが心が落ち着くことになるのでしょうか。実はそうでもないのです。

ラベンダーには、いろいろな種類がありますが、エッセンシャルオイルとして精製されるのは、真正ラベンダーといわれるものです。この植物は日本にはありません。日本で栽培しているラベンダーは、真正ラベンダーではないのです。この真正ラベンダーは刺激が強く、日本人でこの香りに慣れ親しんでいる人はほとんどいないでしょう。多くの人が苦手な香りなのです。このようなことから、日本人がラベンダーの匂いを嗅いでも、いい香りとは感じないために、鎮静効果も得られることがない可能性が高いのです。

あるテレビ番組で10人のボランティアを募って、鎮静効果のあるオレンジのエッセンシャルオイルを嗅いでもらい、脳波計でリラックスしたときに見られるα波の状態を観察する実験をしました。その結果、３つのグループに分かれました。α波が増加しリラックスしたグループと、変化なしのグループ、そしてα波が減少し、β波が優位になったグループです。このときに、α波が増えたグループは、オレンジのエッセンシャルオイルの香りが好きと回答し、変化なしは好きでも嫌いでもないと回答、β波が優位になったグループは、オレンジの香りを嫌いと回答し、ストレスがかかったのです。

しかし、この実験では別の面白い結果も出ました。それは皮膚表面の温度をサーモグラフィで測定してみると、全員皮膚の温度が上昇していました。オレンジには、モノテルペン炭化水素類の１つ、リモネンという芳香物質が含まれています。リモネンには、優れた抗菌、抗ウイルス、抗炎症、うっ滞除去、血流促進などの作用があります。これらのリモネンの作用の中で血流が促進された結果、皮膚の温度を上げることができたと考えられるのです。

ですから嫌いな香りだからといって、そのエッセンシャルオイルの効用が全く期待できないかというと、そのようなことはないのです。

本物でないと効用が期待できないわけ

エッセンシャルオイルは、芳香浴やトリートメントを行うことによって、オイルの成分を体内に取り入れることで、心身の健康維持に役立つものとなります。最近エッセンシャルオイルの香りによく似せた合成香料が出回っているようですが、これらはエッセンシャルオイルとは全く成分が異なるために、同じような効用は期待できません。それは、エッセンシャルオイルとは、全く違うものだからです。

では、エッセンシャルオイルの成分は、どのようにして体内に吸収され、体外に排出されるのでしょうか？

まず吸収経路は、大きくいって4つに分かれます。

皮膚からの吸収

エッセンシャルオイルの各成分の中で、分子量の小さいものは、皮膚の表面から内部に浸透していきます。一部は毛穴、汗腺、皮脂腺などから、また一部は、皮脂腺や皮膚内部の脂質に溶け込むような形で浸透します。皮膚の真皮層にある毛細血管やリンパ管を通じて体内に入った成分は、血液にのって全身に運ばれ、組織や器官に働きかけます。

呼吸器からの吸収

空気と一緒に取り込まれたエッセンシャルオイルの成分の一部は鼻、気管、気管支、肺の粘膜から、一部は肺胞でのガス交換の際に毛細血管を通じて血液に入り、血流にのって全身に運ばれます。

この他にも、食べ物や飲み物と一緒に体内に吸収する方法や、座薬や膣剤を作り、直腸や膣の粘膜からエッセンシャルオイルを吸収させる方法もあります。ただし、この2つは吸収量がかなり多くなる可能性が高く、口から食道、そして消化器官や直腸、膣の粘膜にかなりの刺激と傷《いた》みを与えることにもなりかねませんので、家庭で行うには不向きだと考えた方がよいでしょう。

体内に取り込まれたエッセンシャルオイルの成分は、体内をめぐった後、腎臓、肝臓に運ばれて解毒、代謝され、不要なものとして尿や便、吐《は》く息、汗などで体外に排泄《はいせつ》されます。エッセンシャルオイルの排泄は吸収と同じくらい重要です。その成分は植物が生き延びるために生成したものですから、ヒトの身体からすれば異物なのです。決して溜め込んでいいものではありません。必要な働きを終えた後は、ちゃんと排泄されるようにお風呂や足浴《そくよく》などで身体を温めて血液の循環を促し、温かい飲み物や水分を多めに飲んでおくことも意識しておきましょう。

参考文献

＊熊谷千津・永山香織：小学生の計算力と気分に与える精油の影響、アロマテラピー学雑誌、Vol.16, No.1, 2015
＊和田文緒：アロマテラピーの教科書――いちばん詳しくて、わかりやすい！、新星出版社、２００８年
＊塩田清二：〈香り〉はなぜ脳に効くのか――アロマセラピーと先端医療、ＮＨＫ出版、２０１２年
＊川端一永：医師が認めたアロマセラピーの効力――「精油」を嗅ぐ、塗る、飲む…なぜ、さまざまな病気に効くのか、河出書房新社、２００２年

第2章

エッセンシャルオイルの働くしくみ

エッセンシャルオイルの正しい使い方

エッセンシャルオイルは、様々な経路を通じて体内に取り入れられ、心と体に作用します。ある作用に注目して使用しても、結果的に効果が出てくるのは、作用が多岐にわたることが多いからです。室内のフレグランス用として使っていても、いつのまにか体に作用しているのがエッセンシャルオイルです。

アロマテラピーでは、エッセンシャルオイルの精油成分を体内に取り入れるために芳香浴やトリートメントを行います。エッセンシャルオイルの精油成分は、どのような経路で体内に吸収されているのか見てみましょう。

皮膚からの吸収

エッセンシャルオイルの精油成分の分子は小さいために、一部は直接、毛穴、汗腺、皮脂腺から、また、一部は皮脂腺や皮膚内部の脂質に溶け込むようにして皮膚の真皮層へと浸透していきます。そして皮膚の真皮層にある毛細血管やリンパ管を通じて体内に入り、血液にのって全身に運ばれ、組織や器官に働きかけます。

呼吸器からの吸収

空気と一緒に取り込まれたエッセンシャルオイルの精油成分の一部は鼻、気管、気管支、肺の粘膜から、一部は肺胞でのガス交換の際に毛細血管を通じて血液に入り、血流にのって全身に運ばれます。

経口による吸収

メディカルアロマテラピーでは、エッセシャルオイルを専用の希釈用基材と混ぜて内服することもあります。精油成分は胃や腸の粘膜から吸収されますが、皮膚や呼吸器からの吸収に比べると、吸収量がかなり多いために、家庭で行うにはリスクが高く、あまりおススメはできません。

直腸・膣からの吸収

座薬や膣剤を作り、直腸や膣の粘膜から精油成分を吸収させる方法ですが、家庭で行うには不向きです。適切な方法で行わない場合、粘膜部分にかなりの刺激と痛みを感じます。

精油成分は体内をめぐり、腎臓、肝臓に運ばれて解毒、代謝され、不要なものとして尿や便、吐《は》く息、汗などから体外に排泄《はいせつ》されます。精油の排泄は吸収と同じくらい大切です。溜め込んでいいものではありません。必要な働きを終えた後は、ちゃんと排泄されるよう、お風呂や足浴《そくよく》で体を温めて血液の循環や発汗を促すとか、温かい飲み物を多めに取るなどしてください。

この他にも、エッセンシャルオイルには大切な要素として、香り（匂《にお》い）があります。

この香りも、エッセンシャルオイルが体内に吸収されるのと同様に重要な作用を及ぼしています。

◆香り（匂い）を感じる器官

私たちのまわりには様々な香り（匂い）があります。エッセンシャルオイルが放つ香りはもちろん、洗い立てのシーツやタオル、淹《い》れ立てのコーヒー、花や草木の香りのように、日常生活の中で感じる香り（匂い）もありますし、無味無臭なはずの水や雨、無機物である金属も匂いとして感じることがあります。このような多様な香り（匂い）は、どのようにして感知しているのでしょうか。

「香り（匂い）のもと」は、空気中に漂っている、目にみえないほどの小さな揮発性の分子です。この揮発性分子は、各々分子の形が異なっていて、化学式でのわずかな違いや構成要素が一緒でも結合の仕方が異なり、立体的な形が違うだけでも、私たちには別な香り

（匂い）となるのです。

しかし、この揮発性分子の中には、香り（匂い）を感知することができない物質があります。例えば都市ガスの揮発性分子は、ヒトでは香り（匂い）として感知することができません。そこで、異臭と感じる香り（匂い）物質を人工的に加え、ガス漏れなど事故につながる危険性を察知できるようにしてあるのです。

香り（匂い）分子は分子構造の違いで約40万種類あるといわれていますが、感じる香り（匂い）分子と感じない香り（匂い）分子があります。それは、鼻腔《びくう》の奥上部にある嗅覚《きゅうかく》器の嗅細胞にある嗅覚受容体（細胞表面にある検知器のようなタンパク質）がキャッチできる種類には、各々の

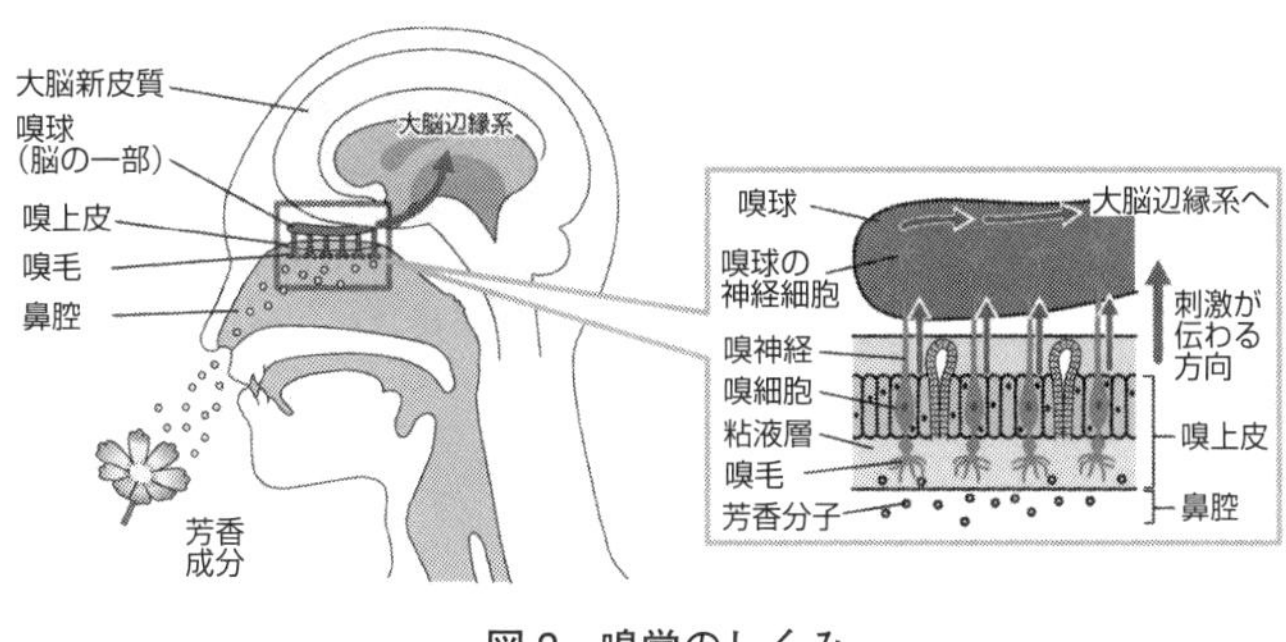

図２　嗅覚のしくみ

生物によって限界があるからです。人間の嗅細胞がキャッチできるのは3000〜1万種類といわれており、イヌの100万分の1程度です。

人間は進化の過程で、大脳皮質を発達させ、嗅覚に全面的に頼らずとも危険を察知し、回避する能力を身につけました。そのため、他の動物より嗅覚が退化したといわれています。

香り（匂い）を脳で感知するプロセスを整理してみました。

鼻腔の奥上部には、香り（匂い）を感じる嗅覚器が存在します。大気中に漂う香り（匂い）分子は鼻から吸い込まれ、鼻腔の上部に到達すると、嗅上皮に作用します。

嗅上皮には香り（匂い）を識別する特殊な神経細胞である嗅細胞が、1000万〜2000万個ほどびっしりと並んでいます。この嗅細胞の、鼻腔内に突出した頂部にはふくらみ（嗅小胞）があり、嗅腺（ボーマン腺）から分泌される粘液に香り（匂い）分子が溶け込みます。

さらに鼻腔粘液中には、１つの嗅細胞から20本ほどの嗅小毛が出ており、香り（匂い）分子はこの嗅小毛と接触します。嗅小毛表面には嗅覚受容体があり、嗅覚受容体とそれを活性化する香り（匂い）分子が結合すると、嗅細胞の細胞膜にあるイオンチャネル（イオンの通路）が開き、細胞は脱分極して電気信号（神経インパルス）が発生します。

もともと細胞の外と中は電位差があり、中がマイナスに帯電（分極）していますが、この電位差が反対の方向に動くことを「脱分極」といいます。こうして生じた信号は嗅神経を経て、脳の底の部分にある嗅球（一次ニューロン）へ伝わり、シナプス（神経細胞どうしの接点、伝達部）を介して二次ニューロン（嗅索）へと伝達されるのです。

嗅上皮から出た神経突起（軸索）は、集合して20数本の嗅神経を束として篩骨《しこつ》の篩板に無数に開いている小さな穴を通り、嗅球の糸球体というところで神経細胞とシナプスを形成します。

ちょっと複雑なようですが、わかりやすく表現すると、目に見えないほど小さく、ふわふわと空気中を漂っている香り（匂い）分子が、鼻の奥にある嗅覚受容体にカチッとはまると信号を発信。その信号が、脳の底の部分にある嗅球を経て、梨状皮質、偏桃体、視床下部、大脳皮質嗅覚野（眼窩《がんか》皮質）へと瞬時に伝わり、最終的には信号、つまり、香り（匂い）の感覚が嗅覚野で生じて、香り（匂い）の種類が識別されるのです。

香り（匂い）は、鼻で感じ取っているだけではなく、どういう香り（匂い）かを識別するのは、脳の嗅覚野です。現在では、ヒトでは約350種類、マウスでは約1000種類の嗅覚受容体遺伝子があることがわかってきました。

嗅覚受容体と香り（匂い）分子は、「鍵穴」と「鍵」のような関係です。鍵穴にあった鍵でないと扉は開きません。それと同じで嗅覚受容体という「鍵穴」に香り（匂い）分子という「鍵」がカチッとはまったとき、脳に届く電気信号が発生します。ですから、マウスやイヌが香り（匂い）と感じる揮発性物質であっても、ヒトの嗅覚受容体の「鍵穴」にはまらない分子だと、香り（匂い）として感じられないのです。そして、その鍵穴にあたる受容体（タンパク質）を作る暗号の役目を担っているのが嗅覚受容体遺伝子です。この遺伝子によって作られた「鍵穴」をもつ嗅覚受容体によって、香り（匂い）分子は初めて知覚されることになるのです。

香り（匂い）分子は、鼻腔の奥に存在する、嗅細胞から出た嗅上毛の細胞膜上に発現する嗅覚受容体で受容され、その情報は嗅神経（一次ニューロン）を介して脳の最も前方に位置する嗅球へと伝えられます。嗅細胞の細胞体（細胞の本体部分）から伸びる神経の突起（神経突起には軸索と樹状突起という種類があり、この場合は前者）は、一群のガイド分子によって、嗅球にある糸球体と呼ばれる構造物へ空間特異的に導かれます。これまでの嗅覚の研究によって、個々の嗅細胞は嗅覚受容体を1種類だけ発現していることがわかりました。そして、同じ種類の受容体を発現する嗅細胞の軸索は、嗅球表層の空間的に決まった位置にある少数の糸球体に集束します。

つまり「一糸球体に一嗅覚受容体」というルールにのっとって、脳には「香り（匂い）の何丁目何番地」という空間配置が行われ、「香り（匂い）地図」が作られているのです。この「香り（匂い）地図」は、東京大学医学部の森憲作教授（生理学）を中心とした研究によって明らかになってきています。

人間の嗅覚受容体の遺伝子数は約350種であると述べました。それなのに、なぜ3000から1万種の香り（匂い）を識別できるのでしょうか。

最近の研究から、特定の嗅覚受容体は、単一の香り（匂い）分子だけを受容するのではなく、複数の香り（匂い）分子を異なる親和性で認識していることがわかってきました。逆に、ある特定の香り（匂い）分子は、異なった嗅覚受容体によって異なる親和性で認識されていることも明らかになりました。この受容体の組み合わせパターンで、多種多様な香り（匂い）を嗅ぎ分けているのです。

つまり、わたしたちが香り（匂い）を感じるとき、1つの香り（匂い）分子は複数種の嗅細胞で受容され、嗅球の特定の場所に運ばれますが、その行き先が複数となるため、何通りもの神経の組み合わせが可能となるのです。また、香り（匂い）の濃度が異なると嗅覚受容体の認識部位も異なるため、同じ香り（匂い）成分であっても、濃度が違うと「異なった香り（匂い）」として嗅球の糸球体で判断しているのです。

こうして、それぞれの香り（匂い）分子の化学構造に対応した個別の「香り（匂い）地図」を脳内に形成することで、「○○の香り（匂い）」と識別できるのです。例えば、同じ柑橘《かんきつ》系であってもグレープフルーツとミカンの違いがわかるのは、それぞれに含まれている数十種類以上の香り（匂い）分子の化学構造やその物質の比率などによって、それぞれ個別の「香り（匂い）地図」を構築し、識別しているからなのです。

◆エッセンシャルオイルの皮膚吸収の実際

アロマテラピーでは、エッセンシャルオイルをキャリアオイルに溶かして、トリートメントを行います。トリートメントを通じて、エッセンシャルオイルに含まれている様々な化学物質は、皮膚から吸収され皮膚を通して体内に浸透していきます。

化学物質が皮膚を通して体内に取り込まれていくという現象は、医薬品でよく知られています。ニトログリセリン（抗狭心症薬）やニコチン（禁煙薬）などはパッチ薬（貼り薬）として用いられ、経皮吸収によって体内に取り込まれ、薬効を発揮することが知られています。
　エッセンシャルオイルは、医薬品と同様に有機化合物の集合体ですから、各成分が皮膚を通して体内に取り込まれ、何らかの薬理的効果を発揮することは考えられます。アロマテラピーには、単に香りによる精神的なリラクゼーションや覚醒効果だけではなく、経皮吸収によって体内へ吸収されることによる薬理的効果もあると考えるべきでしょう。

　皮膚は最大の臓器といわれるほど大きなものだということは、皆さんご存知でしょうか。表面積は1・6〜1・7㎡、重さは4kgぐらいにもなります。表面は角質で覆われ、外部から異物（化学

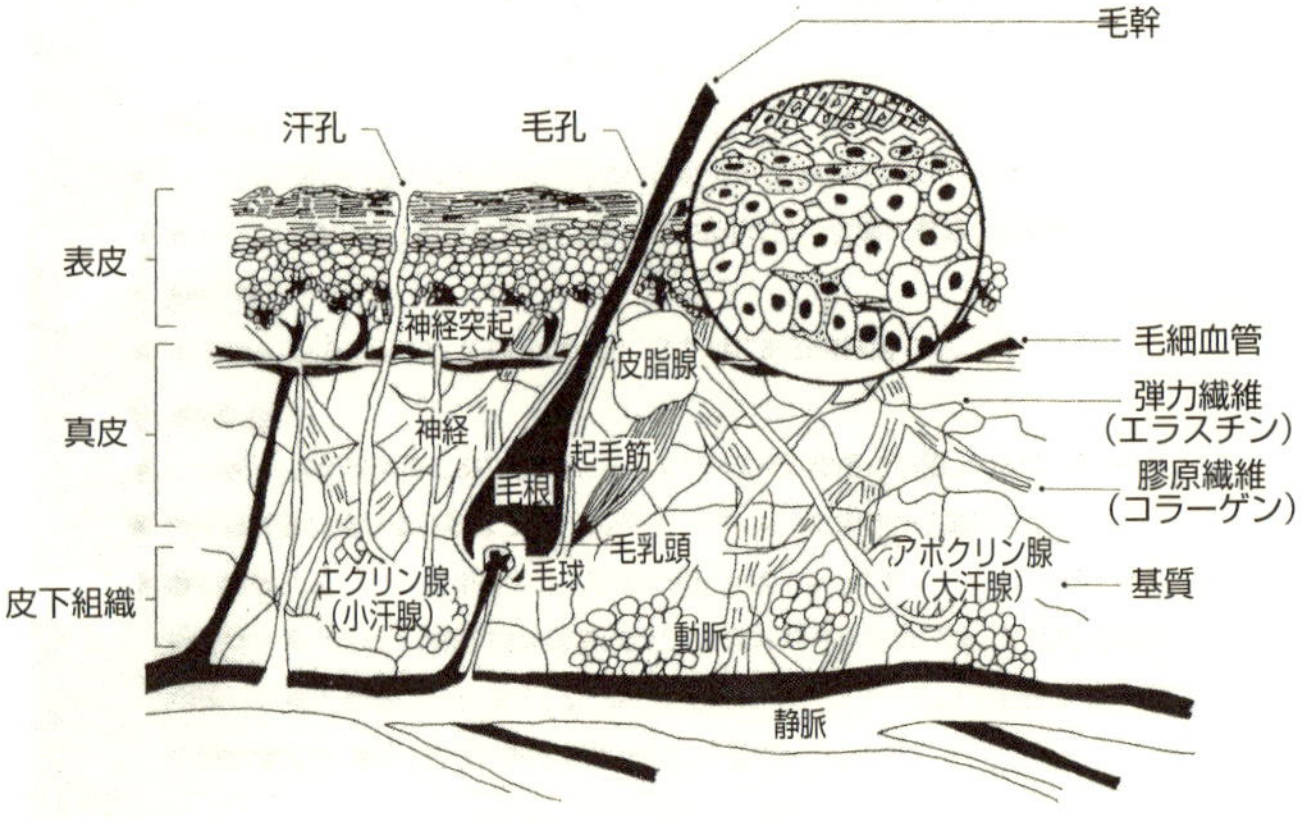

図3　皮膚の断面図

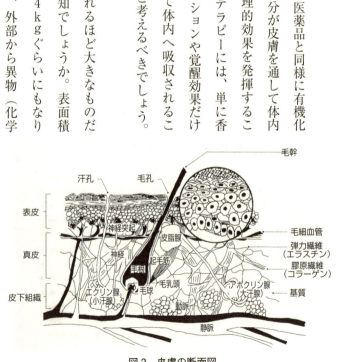

物質はもちろん、水も含む）が侵入してくるのを防いでいます。角質の奥には透明層（手のひらと足の裏のみに存在）、顆粒《かりゅう》層、有棘《ゆうきょく》層、そして基底層が連なり、それら全部で表皮を構成しています。その下の層には血管が走っています。

堅固な角質の間には細胞間脂質があり、科学物質は細胞間脂質に溶け込んで、角質の壁を通り抜けていきます。そして角質の深部まで到達すると毛細血管に取り込まれ、血流にのって全身に運搬されます。ではどのような物質が血管まで到達できるのでしょうか。いくつかのティートリーオイルに関する実験を参考にして検証してみることにしましょう。

ドイツのj.Reichlingらが発表（2006）した「オーストラリア産ティートリーオイル（TTO）の皮膚塗布用処方におけるその放出と皮膚浸透に関するイン・ビトロ研究」では、ターピネン－4－オールが選択的に取り込まれるという実験結果が報告されました。彼らは、別の目的で外科手術を行った女性腹部の皮膚を保存して用い、ティートリーオイルの透過性を検証。用いられたのは、「静置式フランツ型拡散セル」という皮膚の切片を固定し、その表面に検体を塗布して皮膚組織を通過する物質を補足するための装置でした。

彼らはキャリアオイルとともに、5%濃度のティートリーオイルを含む3種類の半固形状の標品（標準サンプル）を作成し、ティートリーオイルの主成分であるターピネン-4-オールがどれくらいの濃度で皮膚を通過するかを調べました。その結果、面積時間当たりで油／水エマルジョン（0.067μℓ／㎤h）、白灯油（0.051μℓ／㎤h）、両性クリーム（0.022μℓ／㎤h）の順に皮膚に浸透することがわかりました。しかし、ティートリーオイルの原液（0.26μℓ／㎤h）に比べると、どれもその流動値が低いことがわかりました。

ターピネン-4-オールの濃度は、原液のほうが圧倒的に高いので、これは当然の結果といえるのかもしれませんが、キャリアオイルの種類によって違いが出たのは興味深いものです。

それにしても、ターピネン-4-オールは非常に皮膚に吸収されやすいということは驚異的です。ティートリーオイルが示す様々な薬理効果の主役はターピネン－4－オールだということがわかっていますので、この化合物が表皮を通過するということは血管に到達してやがて血流にのり、全身に到達する可能性が示唆されるからです。さらに最近になって新たな興味深い実験がなされました。

オーストラリア、クイーンズランド大学のS.Crossらは、「ティートリーオイルの皮膚透過性に関する検証」というタイトルで論文を発表しました（2008）。純粋なティートリーオイルと20％のティートリーオイル配合のエタノール溶液を使用し、3人の女性の提供者から6ヵ所ずつ得られた皮膚サンプルを先ほどの実験と同様の「静置式フランツ型拡散セル」に設置し、検体を10μℓ／㎠塗布して24時間後に定量しました。表皮サンプルに取り込まれたティートリーオイルの量も測定し、経皮吸収の全体量を算定しました。それと同時に閉塞した条件でも同様の実験が行われ、精油が揮発しない状態で塗布されると経皮吸収が増加することがわかりました。

それらの結果を表にしてみますと、主成分のターピネン－4－オールが選択的に経皮吸収され、α－ターピネオールは、比較するとその皮膚透過率は低いことがわかりました。また1・8－シネオールは全く検知されず、皮膚の透過性はほとんどないことがわかりました。それぞれの化合物は分子の重さや脂肪組織に対する溶けやすさなどによって、皮膚に取り込まれる度合いが違います。たとえ同じエッセンシャルオイルの中に均一に溶解していたとしても、化合物の特性によって皮膚の中

表1　ティートリーオイルの経皮吸収

（単位：μg/cm²）

	化合物	開放系での塗布	閉鎖系での塗布
レセプター層	ターピネン -4- オール	206.4±78.2	531.4±190.5
	α- ターピネオール	21.9±8.9	44.7±16.4
	1・8- シネオール	ー	19.8±8.5
	合計（平均値）	228.3	595.9
表皮層	ターピネン -4- オール	6.54±2.04	4.3
	α- ターピネオール＋その他	28.29±13.69	23.3
	合計（平均値）	26.7	27.6
合計吸収量		255.0	623.5

＊検体数：3名×6ヵ所
＊使用オイル：純粋TTO

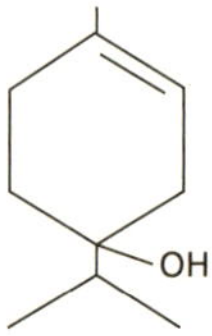

図4　ターピネン -4- オールの構造式

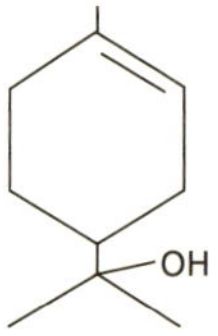

図5　α- ターピネオールの構造式

に浸透する量が異なることがわかりました。

このように、エッセンシャルオイルの経皮吸収では、精油成分のそれぞれの特性により皮膚への透過能力が違ってくることがわかりました。また、成分によって選択的に体内に取り込まれ、血流にのって思わぬ薬理効果を発揮する可能性があることもわかりました。それは微量であっても、過激な効果を発揮する成分が含まれていれば、大変危険な結果をもたらすことになる、両刃の剣でもありますから、キャリアオイルはもちろん、希釈する溶剤などに細心の注意を図ることが大切です。

参考文献

＊和田文緒：アロマテラピーの教科書――いちばん詳しくて、わかりやすい！、新星出版社、２００８年
＊塩田清二：〈香り〉はなぜ脳に効くのか――アロマセラピーと先端医療、ＮＨＫ出版、

２０１２年
＊川端一永：医師が認めたアロマセラピーの効力――「精油」を嗅ぐ、塗る、飲む…なぜ、さまざまな病気に効くのか、河出書房新社、２０１２年
＊Reiching J., Landvatter U., Wagner H., Kostka K.H., Schaefer U.F. In vitro studies on release and human skin permeation of Australian tea tree oil (TTO) from topical formulations. Eur. J. Pharmaceutics and Biopharmaceutics. 64, 222-228 (2006)
＊Sheree E. Cross, Michael S. Roberts, Michael Russell, Ian Southwell. Assessment of tea tree oil skin enetration. Personal Care. (Asia Pacific)55-56. (November 2008)
＊European Commission. Scientific Committee on Consumer Products. (SCCP) 18th Plenary of 16 December 2008.「Opinion on Tea Tree Oil」

第3章

エッセンシャルオイルの効果

エッセンシャルオイルを使ったアロマテラピーは、ヒトの生理・心理機能を改善するうえで、多くの利点があるといわれています。最近では、医療的な観点から見た影響についても、様々な実験が行われています。

健康 Health

動脈機能改善が期待できる、イランイラン

ヒトの血液は、心臓から送り出され動脈を流れて全身に運ばれます。健康な動脈は柔軟で弾力性に富んでいます。しかし、加齢や生活習慣病によって、動脈の弾力性が失われて硬くなる動脈スティフネス（動脈壁硬化）や血管内皮機能の低下の可能性が出てきます。動脈機能の低下によって血液をうまく送り出せなくなれば、必要な酸素や栄養が行きわたらなくなり、心筋梗塞《こうそく》など深刻な病気を引き起こすリスクも高くなってしまいます。

イランイランのエッセンシャルオイルを使用した芳香浴が、動脈機能の維持・改善に影響を及ぼす効果について実験した研究データを紹介します。

実験方法

健康な成人男女11名（男性8名、女性3名）を対象として、30分間あおむけの姿勢で安静にした後、通常の空気、またはイランイランのエッセンシャルオイルと空気が混合した気体を30分間吸入してもらい、その後安静時収縮期血圧、脈波伝播速度などを測定しました。なお、被験者は通常の空気とイランイランのエッセンシャルオイルと空気が混合した気体の両方の吸入を、少なくとも3日以上の間隔を空けてそれぞれ実施し、両方の試行順は無作為に振り分けました。

測定の際には、仰臥位《ぎょうがい》姿勢で上腕収縮期／拡張期血圧（ＳＢＰ／ＤＢＰ）、上腕―足首間脈波伝播速度（ｂａＰＷＶ）、および血流依存性血管拡張反応（ＦＭＤ）をそれぞれ測定しました。その結果、試行前と条件時のＳＢＰ、ＤＢＰ、ｂａＰＷＶ、およびＦＭＤの変化量（Δ《デルタ》）は、精油条件でそれぞれ－3.2±3.9mmHg、－0.9±4.0mmHg、－17.1±31.0cm・sec^{-1}、0.24±0.60％、コントロール条件で0.1±4.1mmHg、1.2±3.5mmHg、7.5±27.7cm・sec^{-1}、0.05±0.32％であり、ΔSBPおよびΔbaPWVにおいて両条件間で有意な差が認められました。

実験結果

【収縮期の血圧】

通常の空気を吸入した場合と比較して、イランイランのエッセンシャルオイルと空気が混合した気体を吸入した場合のほうが、収縮期血圧の低下が認められました。この収縮期血圧とは、心臓が収縮して血液を

図６
血圧での
変化

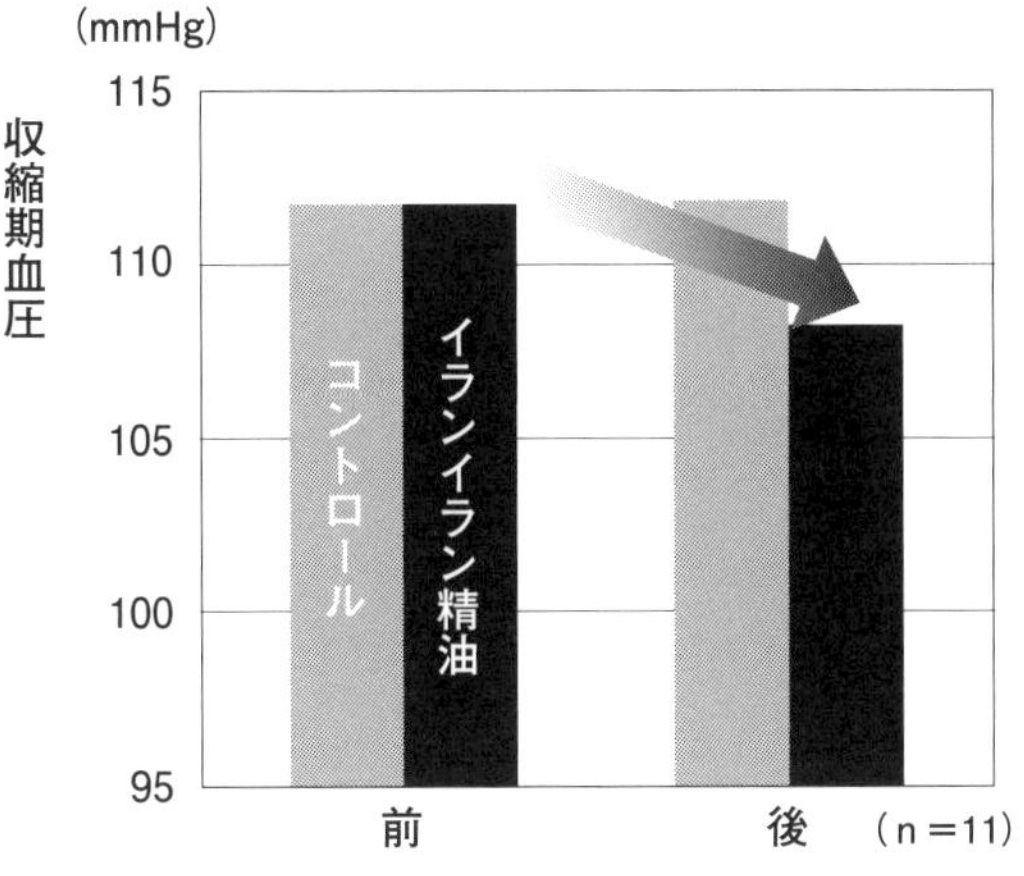

送り出すときの血圧で、最も高くなる血圧です。

【脈波伝播速度】

通常の空気を吸入した場合と比較して、イランイランのエッセンシャルオイルと空気が混合した気体を吸入した場合のほうが、脈波伝播速度でも顕著な低下が認められました。脈波伝播速度とは、心臓からの拍動が伝わる速度で、血管の硬さを見る検査の指標となります。動脈硬化が進んだ血管ほど、拍動は速く伝わりますので、脈波伝播速度が低下したことは、動脈硬化が改善したといえます。イランイランのエッセンシャルオイルを吸入することで、副交感神経が優位となり、収縮期血圧の低下をもたらし、

図7
脈波での変化

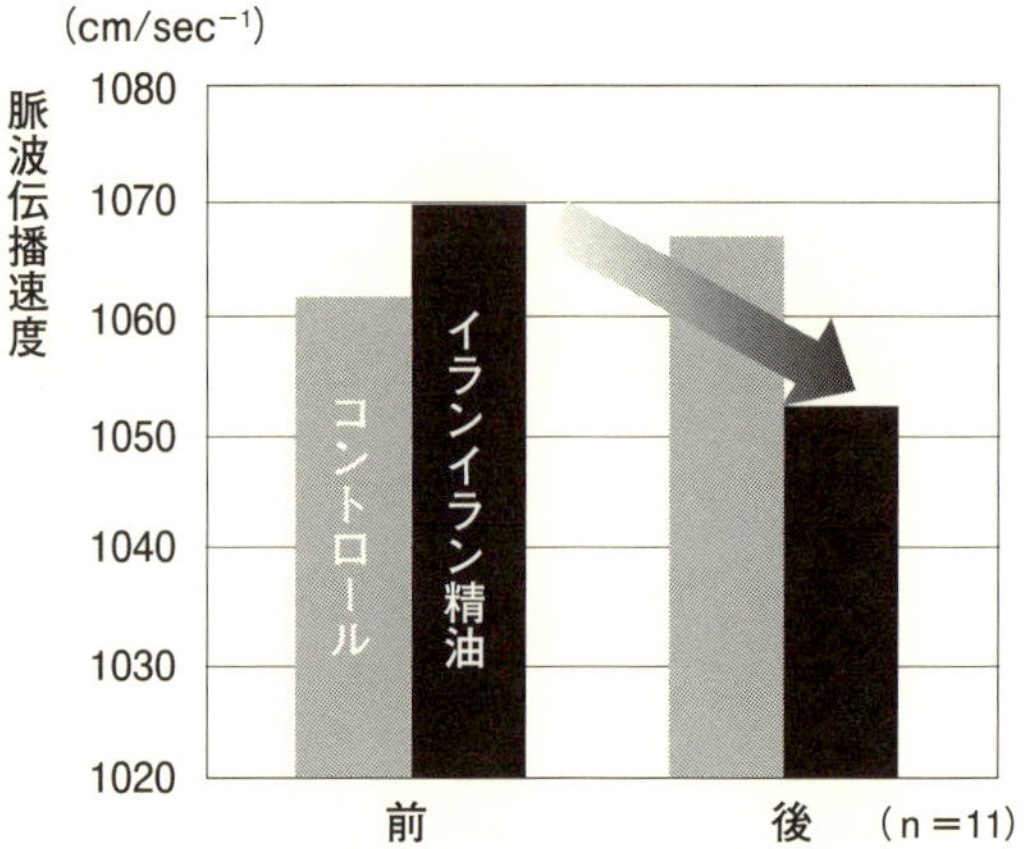

脈波伝播速度の顕著な低下につながったのではないかと考えられます。

このような実験データから、イランイランのエッセンシャルオイルによる芳香浴は、動脈機能を改善する可能性が出てきました。イランイラン以外のエッセンシャルオイルについても、様々な機能の改善が期待できると考えられます。

片頭痛の発作回数が芳香浴で減少

多くの人が悩む片頭痛。推定患者数は840万人といわれ、特に成熟期の女性に多いとされています。こめかみに拍動性の痛みが4時間〜3日間ほど持続し、ひどくなると嘔吐《おうと》や動けなくなることもある片頭痛が、月1〜2回から週2回程度起きると、日常生活に支障をきたすこともあります。

片頭痛患者が感じる不快な匂《にお》いとして、香水やタバコなどは知られていますが、心地よい香りについては明らかにされていませんでした。過去に、心地よい香りとして、好きな香りとリラックスできる香りの調査を行い、その調査で得られた結果を基に、片頭痛患者にとって心地よい香りを用いた芳香浴を行って、頭痛発作回数を減らすことができるかどうか検討しました。

実験方法

グレープフルーツ、オレンジスイート、イランイランのエッセンシャルオイルを1ヵ月、毎日定時（夜間）に10分間、芳香浴器を顔の正面30cmの所に置いて、香りを嗅《か》いでもらう芳香浴を導入した22例と、導入しない22例を比較しました。片頭痛患者が心地よいと感じる香りを事前に予備実験で調査し、グレープフルーツ、オレンジスイート、イランイランを選定しました。グレープフルーツ、オレンジスイートの場合は3滴、イランイランの場合は1滴としました。

実験結果（頭痛発作回数の変化）

アロマテラピー（芳香浴）を導入した群では、導入前後を比較すると、導入しない群と比べ

図8
頭痛発作の
変化

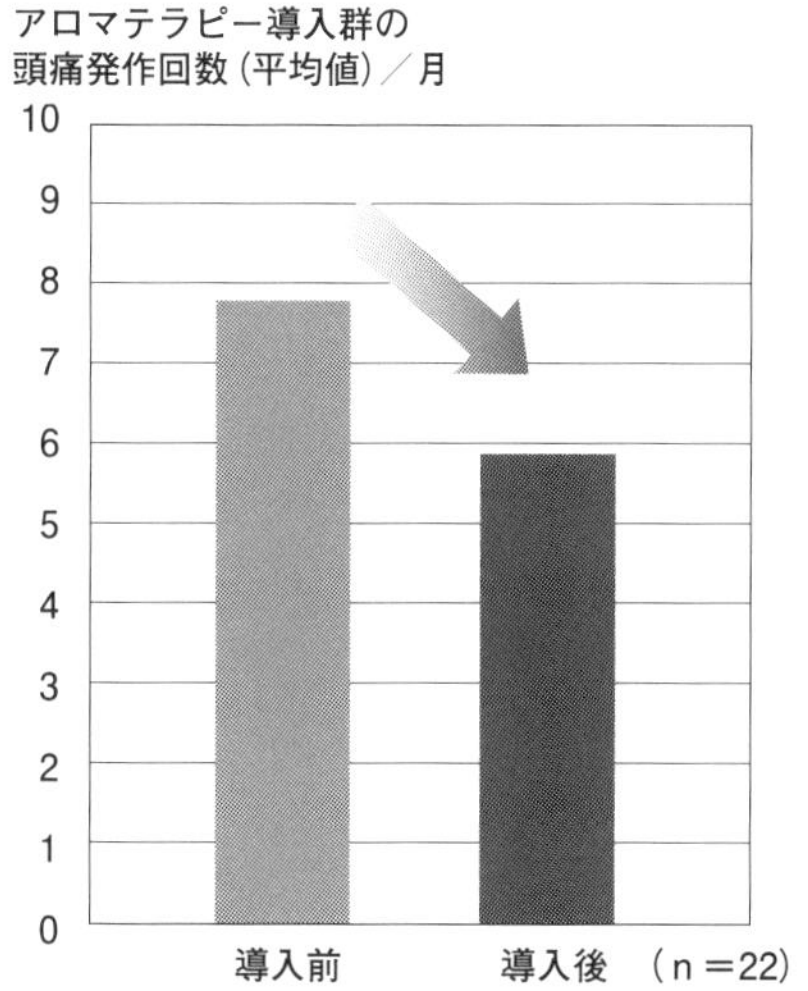

て頭痛発作回数が有意に減少しました。片頭痛に対するアロマテラピーでは、一般的にラベンダーが推奨されていますが、今回の検討により、オレンジスイート、グレープフルーツ、イランイランによる芳香浴にも、片頭痛の改善効果が見られました。片頭痛患者にとって心地よい香りを選択して芳香浴を行えば、頭痛発作回数を減少させる可能性があります。

血糖値を低下させる効果も期待できるマカダミアナッツオイル

アロマテラピーで用いられるキャリアオイル

の中には、疫学的・栄養学的に動脈硬化性疾患の予防効果が示されている脂質を含むものが多いといわれています。しかし、これらの脂質の経皮吸収能や血中動態、生理機能に与える影響を実験した例はあまりありません。

キャリアオイルとして用いられるマカダミアナッツオイルには、インスリン抵抗性や動脈硬化の改善に関与するリポカインとして報告されているパルミトレイン酸を豊富に含んでいます。このインスリン感受性を高める作用から、パルミトレイン酸には、悪玉コレステロール（LDL）値を低下させる効果も期待できるというデータもあります。

そこで、マカダミアナッツオイルを皮膚に塗布して、経皮吸収能および血中動態の検討を行いました。マカダミアナッツオイルを皮膚に塗布すると、塗布しない場合に比べて経口ブドウ糖負荷試験の血糖値が低下しました。パルミトレイン酸は、通常の食事から摂取できる量は極めて微量です。したがって、マカダミアナッツオイルを皮膚に塗布することにより、血糖値や悪玉コレステロール（LDL）値を低下させ、メタボリックシンドロームや糖尿病などの予備群へのアプローチが期待できます。

また別の実験では、健常な女性７名にマカダミアナッツオイル10ｍℓを使用し、軽擦法を基本としたトリートメントを20分間行い、ブドウ糖75ｇを溶かした水を飲んでもらい、一定時間経過後に採血し血糖を測定する、経口ブドウ糖負荷試験を行いました。トリートメントを行わない場合に比較して、90分後の血糖値が有意に低下している結果が得られました。

マカダミアナッツオイルを皮膚に塗布すると、塗布後は吸収の過程で、リパーゼという酵素によりパルミトレイン酸などの脂肪酸と、グリセロールに分解されます。この結果、血中に吸収されやすくなるため、パルミトレイン酸の血中

図９　マカダミアナッツオイルによるトリートメント後の血糖値の変化

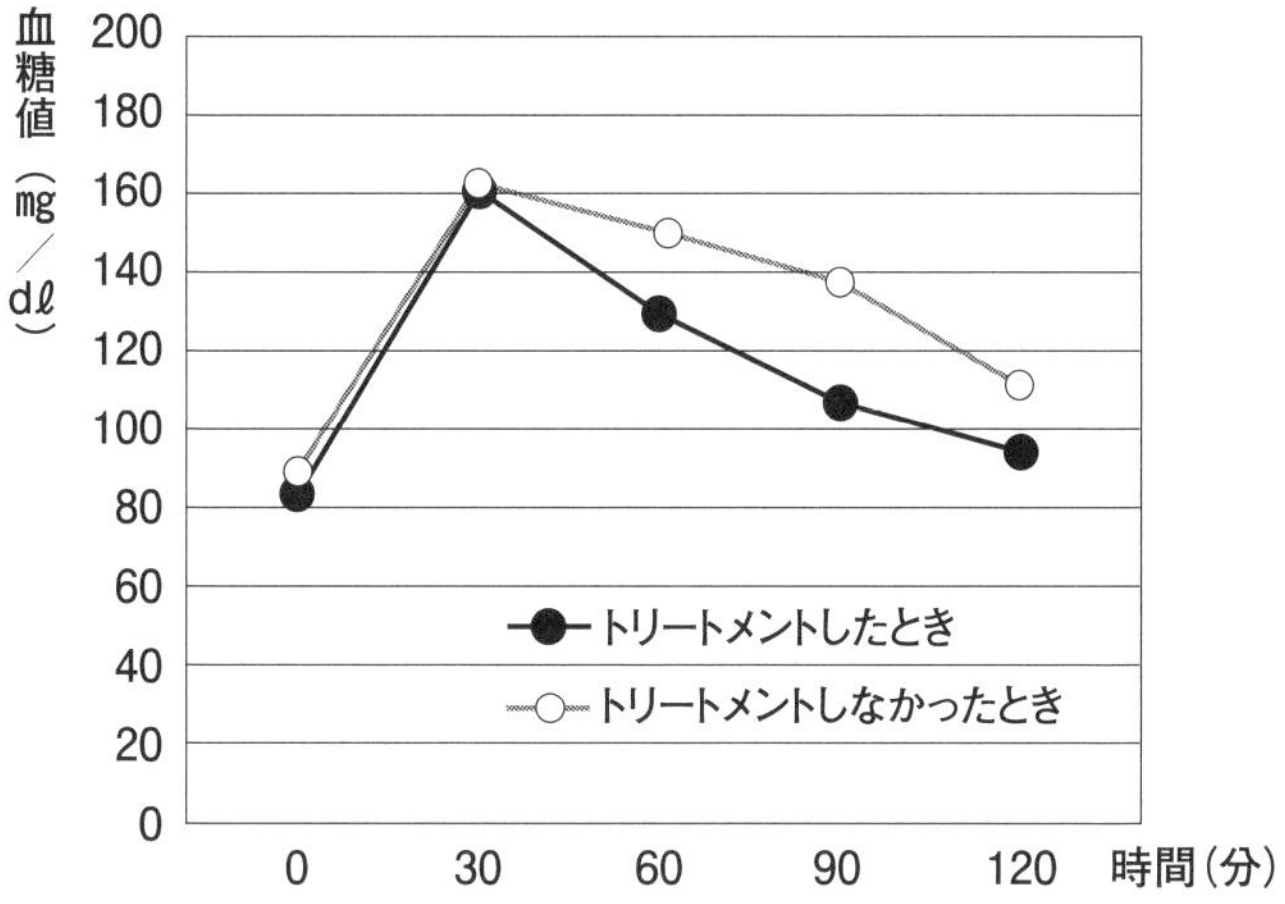

濃度が高くなるのではないかと推測されます。

また、メタボリックシンドロームの男性労働者を対象に、マカダミアナッツオイルを塗布することによる芳香に関する意識調査とストレス軽減効果の検討を行いました。こうしたキャリアオイルの組み合わせによるエッセンシャルオイル使用の男性では、サイプレス（ヒノキ科の常緑針葉樹）がよりリラックスすると感じると回答がありました。さらにメタボリックシンドローム予備軍である男性未病者では、サイプレスとマカダミアナッツのブレンドオイルにリラックス効果が認められました。

美容 Beauty

◆ニキビに効くティートリー

日本では90％以上の人が経験するといわれている「ニキビ」。「ニキビ」は尋常性痤瘡《ざそう》ともいわれ、ニキビができやすい思春期を過ぎてからも、「大人ニキビ」に悩む人が珍しくありません。

ニキビの原因は、皮脂の過剰分泌や毛穴の詰まり、常在菌であるアクネ菌の影響など、様々な因子が考えられます。また、ストレスや不規則な生活、誤ったスキンケアなどにより症状が悪化することもあるため、注意が必要です。

今回は、多くの人を悩ませる肌トラブルのひとつであるニキビに、ティートリーを用いた研究データをご紹介します。

実験方法

軽度から中等度のニキビ外来患者60名（15～25歳）を対象にランダムに、ティートリーのエッセンシャルオイルを５％に希釈したジェルを使用する群とジェルのみを使用する群に分け、両群とも一日２回、患部にジェルを塗布し、20分後に水で洗い流しました。これを45日間続け、塗布開始前および開始後15日ごとに総ニキビ数などを測定しました。

ティートリーのエッセンシャルオイルを使用した群は、総ニキビ数（被験者あたりの平均値）が開始前の２１・１６から１１・３３となり、有意差が認められました。一方、ジェルのみを使用した群は、平均値が開始前の１９・５３から１７・２３となり、有意差は認められませんでした。

図10　ティートリー精油を使用した群の総ニキビ数の変化

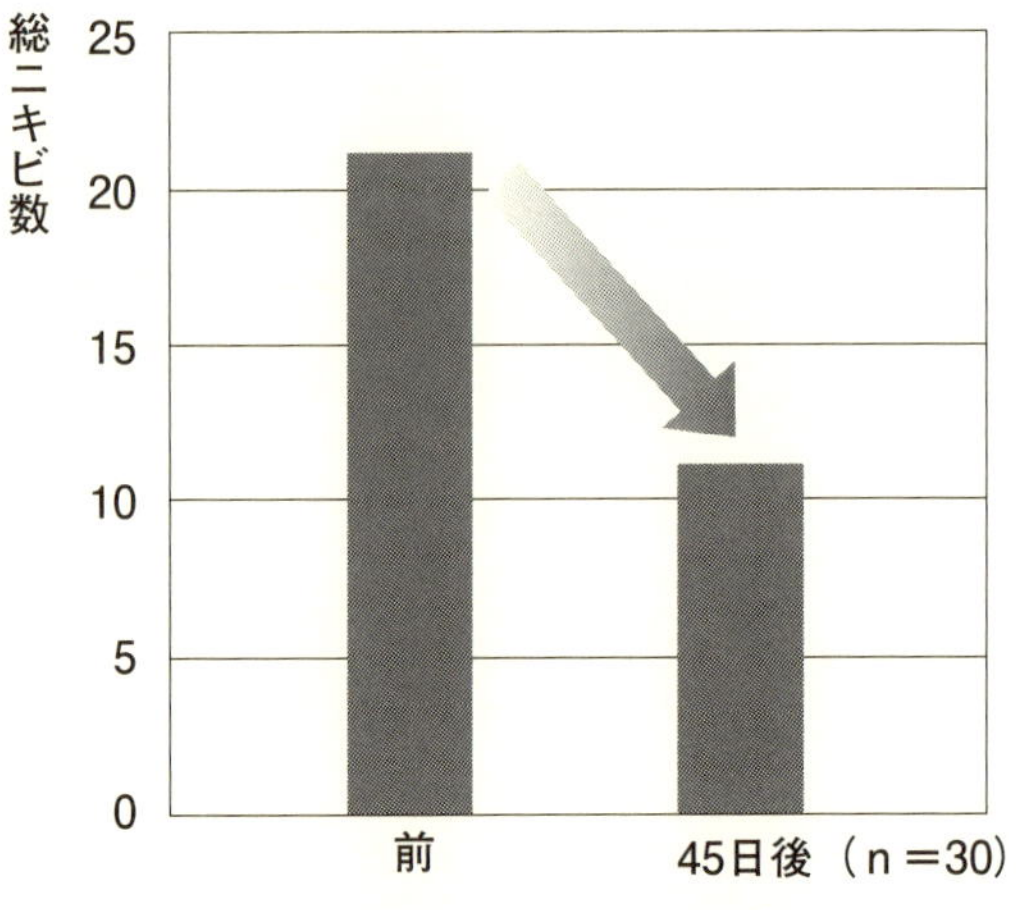

ユズシードオイルの美肌作用

日本人にとって、なじみ深い柑橘《かんきつ》類であるユズとの出会いは１３００年以上も前になります。ユズの場合、種は廃棄されることが多いと思いますが、産地では、そのようなユズの種子を化粧品の素材として使用してきました。

ユズの種子から抽出されるユズシードオイルは、淡黄色を帯び、粘度は69mPa・sで、伸びの良い粘性を有しています。ヨウ素値は１００であり半乾性油に分類されます。凝固点は10±1℃で、10週間にわたって5℃、20℃、37℃で酸価の経時的変化追跡した結果、酸価の上昇は最大で０・０４とわずかでした。このことは、本オイルが酸化されにくいことを示唆しています。ビタミンＥはαｰ、βｰ、γ《ガンマ》ｰトコフェロールの合計で２５・４ｍｇ／１００ｇ。植物ステロールである、カンペステロール、スチグマステロール、βｰシトステロール含有量はそれぞれ、１７・０、３・１、６４・２ｍｇ／１００ｇでした。

そんなユズの種子から抽出されたユズシードオイルのキャリアオイルとしての作用を調べた実験から、メラニン量の減少と肌の黄色み、赤みの低下が確認された研究データをご紹介します。

実験方法

25名の被験者の前腕内側の左右いずれかランダムに、ユズシードオイル1mℓを一日1回（夜）、28日間にわたって塗布しました。塗布開始前、28日間塗布後の肌状態を測定し、塗布しなかった部位の肌状態と水分蒸散量（バリア機能の指標）、角層水分量、メラニン量、ヘモグロビン量、肌色の項目を比較しました。

メラニン量が減少

メラニン量は、塗布しなかった部位に比べて有意な減少が認められました。他にも角層水分量の増加傾向が見られ、肌色の赤み、黄色みは有意な低下が認められました。

図11　ユズシードオイルによるメラニン量の変化

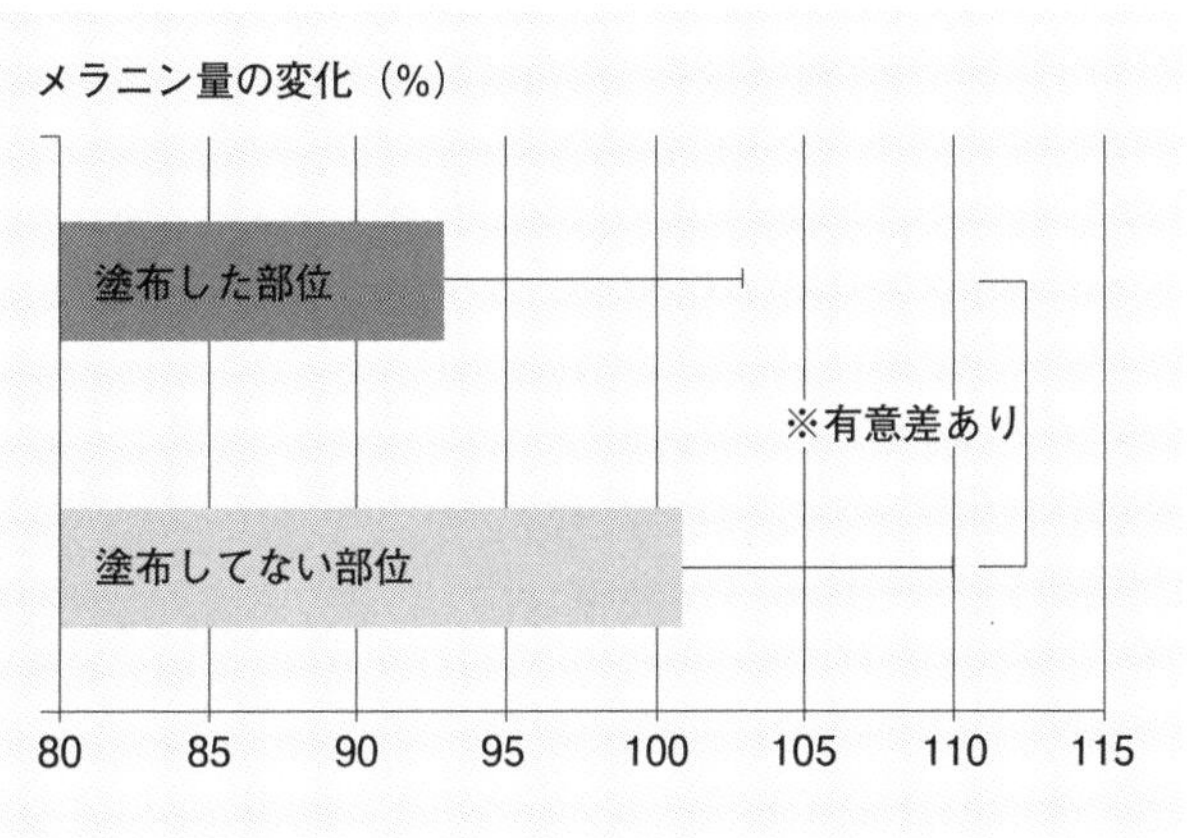

この実験の統計処理は20歳代群と30歳以上群の2つのグループに分けて行いました。この統計処理の結果でも、水分蒸散量は20歳代群において非連用部位およびユズシードオイル連用部位ともに有意な増加が認められました。しかし、30歳以上群においては改善傾向が認められました。角層水分量の変化率は、いずれのグループも増加が見られました。メラニン量は、いずれのグループにおいても、連用により有意に減少しました。

ユズシードオイルは、メラニン合成系になんらかの抑制作用を及ぼしていることが推察されました。また、ユズシードオイルは保湿作用および美白作用を有する可能性が示唆されました。

ストレスによる肌のバリア機能を守るローズのエッセンシャルオイル

エッセンシャルオイルの女王と呼ばれるローズの香りは古くからストレスや月経の不快な症状などを緩和し、肌を整える作用があると伝えられてきました。女性たちの絶大な支持を得て、美と健康を守るオイルとして活用されてきました。

ローズの香りを嗅ぐことで、ストレスを緩和させるとともに、ストレスによる皮膚のバリア機能の低下を防ぎ、肌を良い状態に保つことが確認された研究データを紹介します。

実験方法

21歳前後の女性14名を対象に、ストレスの要因となる進級試験の21日前からローズのエッセンシャルオイルの香りを吸入する群、香りを吸入しない群に分け、試験前、試験中、試験後に

図 12　ローズの香りによるストレスの変化

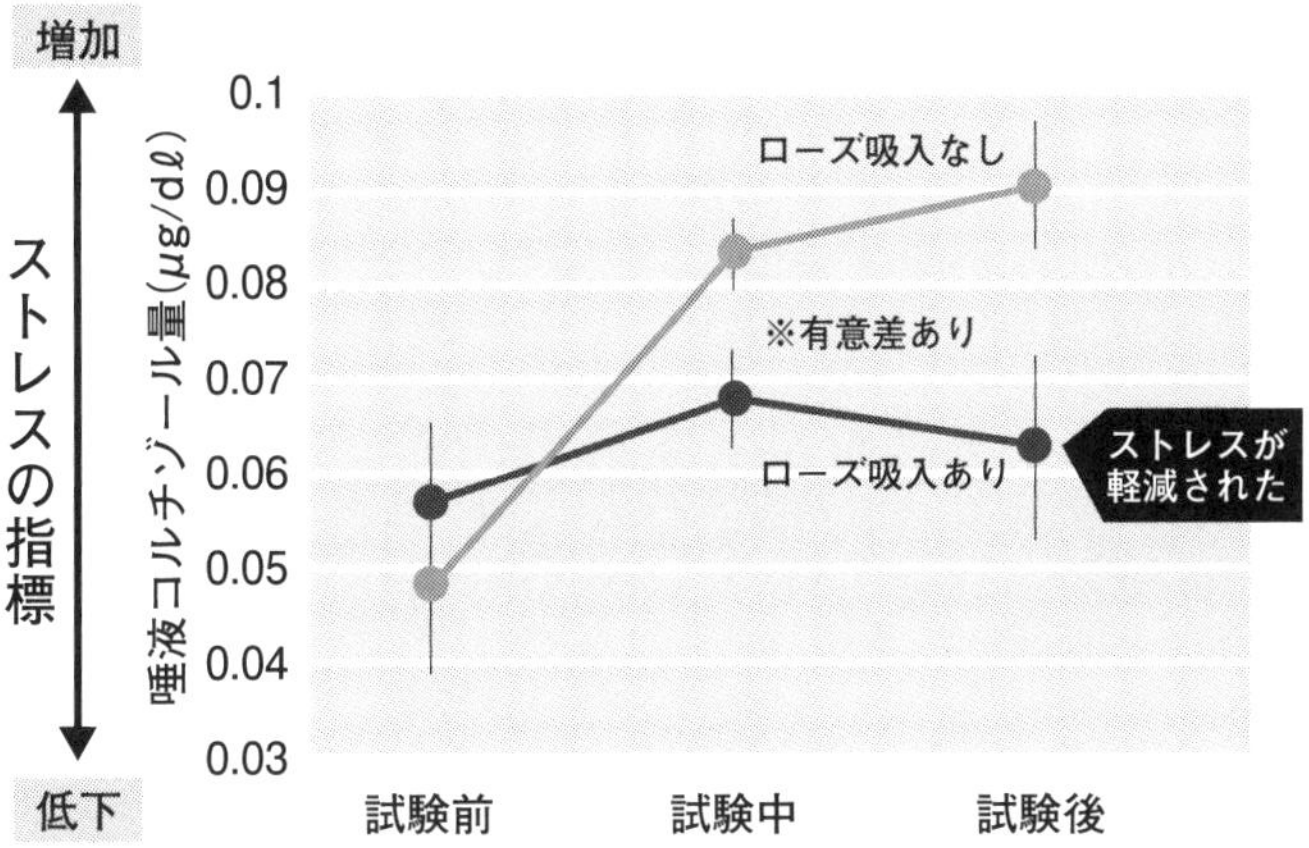

図 13　ローズの香りによる肌のバリア機能の変化

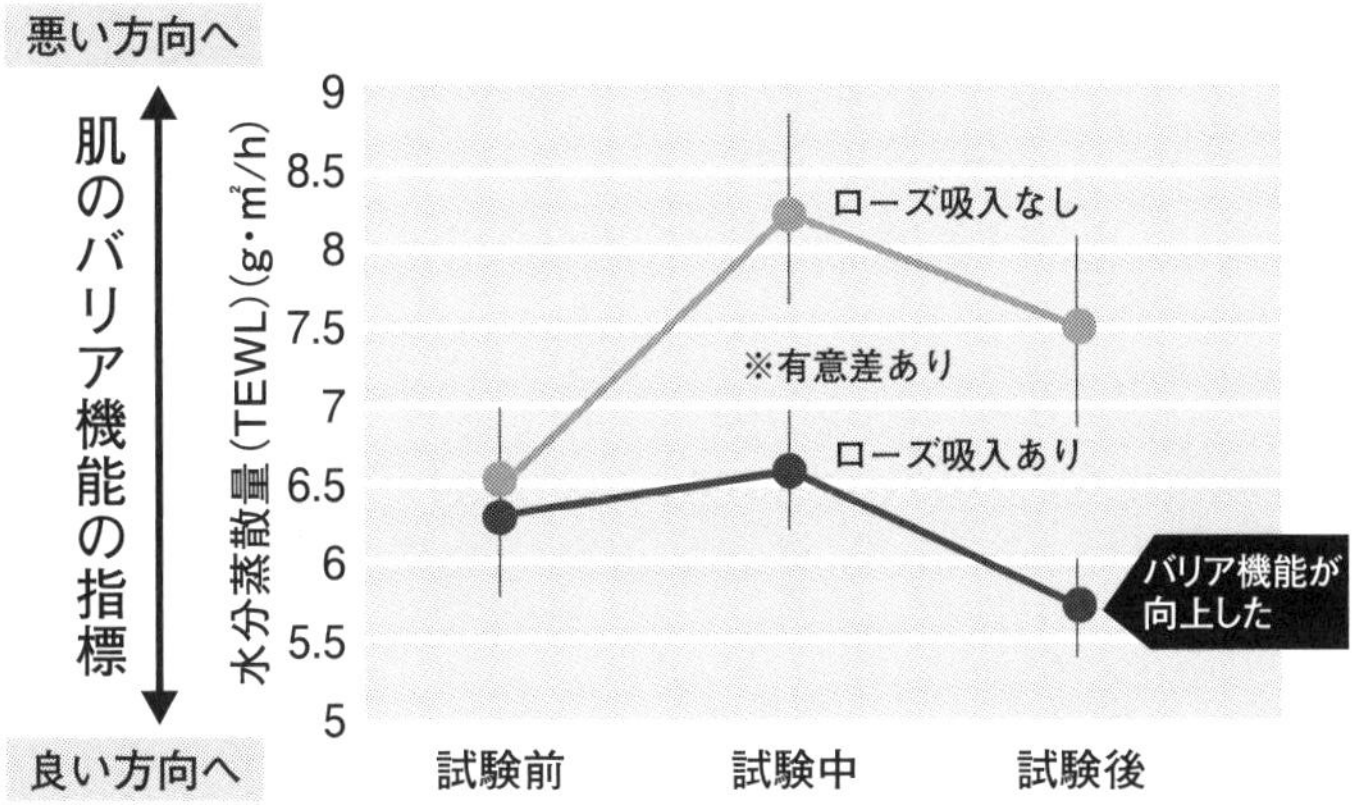

ストレスの指標（唾液コルチゾール量）、肌のバリア機能の指標（水分蒸散量）を測定しました。

唾液コルチゾール量は、数値が高いほどストレスが増加していることを表します。ローズ吸入ありの群は、試験中、試験後のストレスの増加が抑えられていました。

水分蒸散量は、数値が高いほど肌のバリア機能が低下していることを表します。ローズ吸入ありの群は、試験中、試験後のバリア機能の低下が抑えられています。

メラニン生成の抑制作用が期待できるスイートアーモンドオイル

スイートアーモンドオイルは一般的に使用されるキャリアオイルです。このスイートアーモンドオイルを肌に塗布することで、メラニン生成を抑制する働きが認められた実験をご紹介します。

図 14　ヒトの肌のメラニン量の測定結果

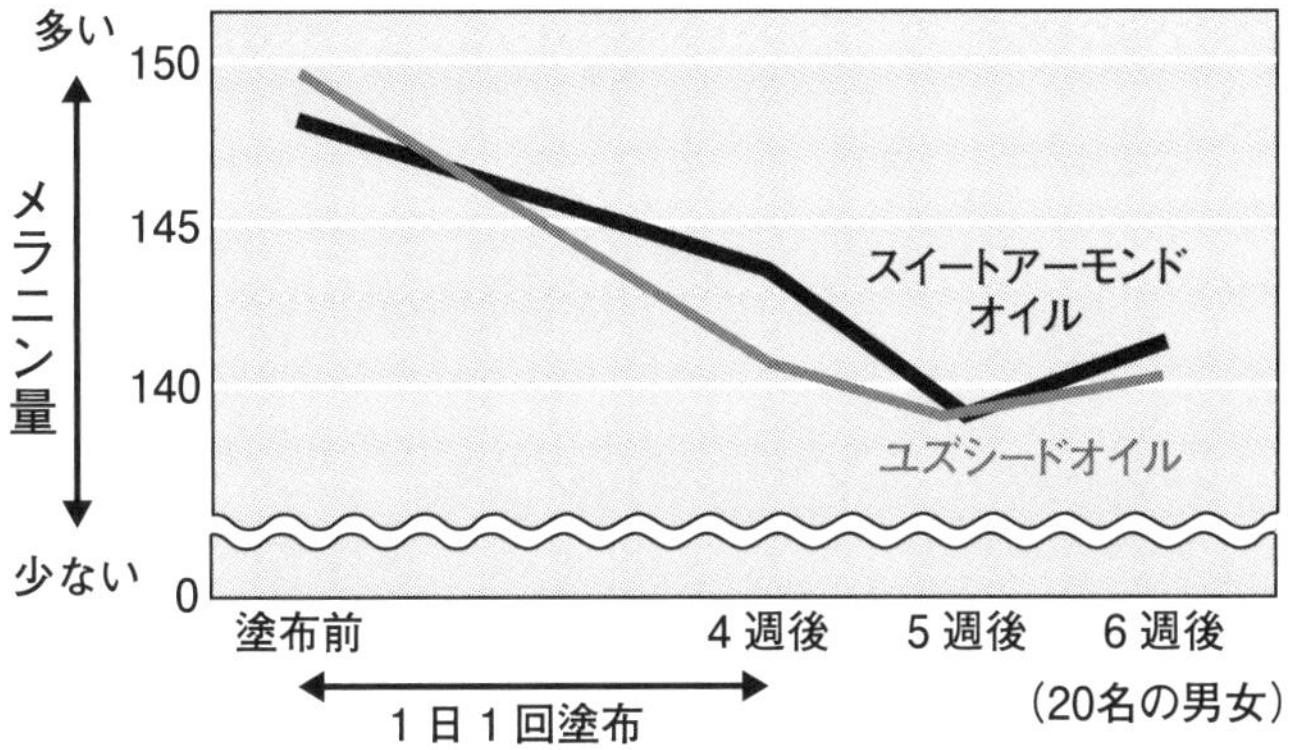

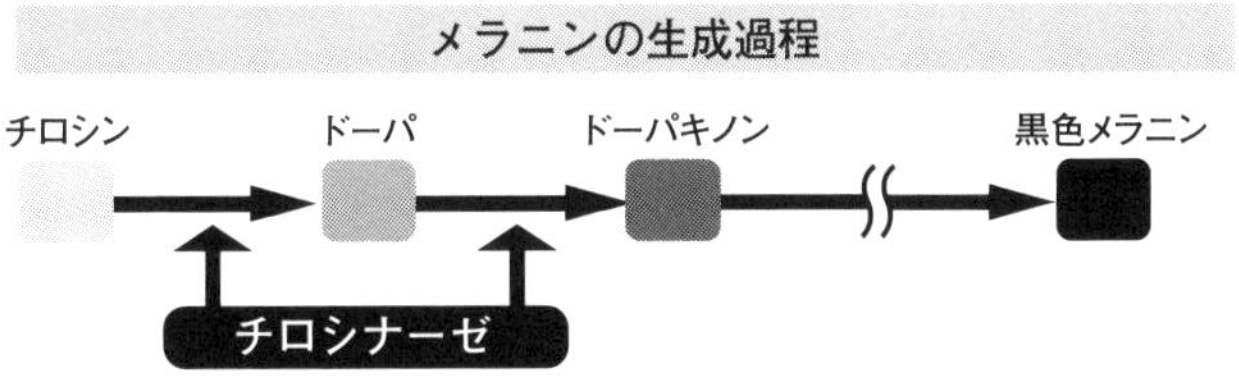

スイートアーモンドオイルを４週間継続して肌に塗布すると、メラニン量の減少が認められ、その作用は４週間で使用をやめた後も２週間後まで継続することがわかりました。並行して行われた実験で、スイートアーモンドオイルに、メラニン生成を促す酵素（チロシナーゼ）の働きを阻害する作用があることも確認されたのです。

これらの実験結果から、スイートアーモンドオイルは、肌に塗布した場合、チロシナーゼ活性を阻

図15　チロシナーゼ活性の測定結果

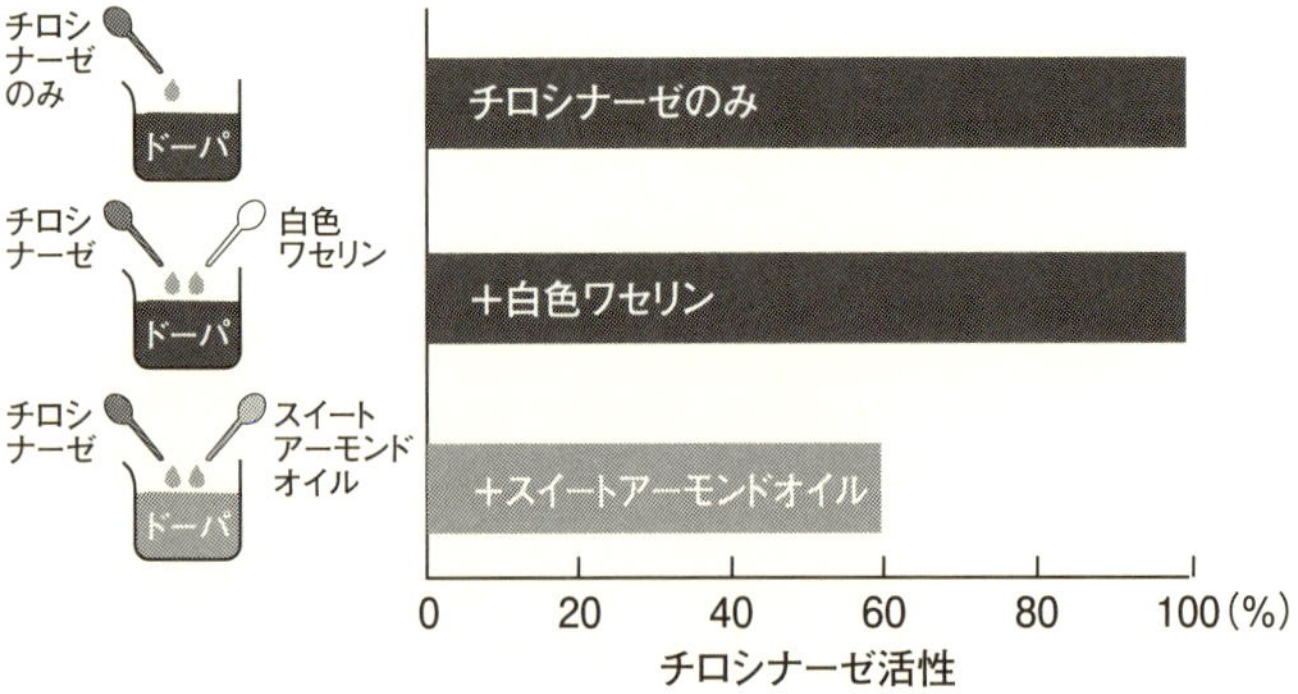

害して、メラニン生成を抑制していることが推測されます。

スイートアーモンドオイルの比較対照としてユズシードオイルを一日1回、4週間塗布。4週間塗布後にメラニン量が減少し、その作用は6週後まで持続しました。

メラニン色素を産出する細胞であるメラノサイトでは、メラニンのもととなるチロシンにチロシナーゼという酵素が作用すると、ドーパという化合物に変化します。さらにチロシナーゼがドーパに働きかけると次第に黒色化し、メラニンに変化します。

ドーパにチロシナーゼを加え、ドーパキノンに変化する度合いを計測しました。チロシナーゼのみ、比較対照として白色ワセリン、スイートアーモンドオイルを加えた場合を比較すると、スイートアーモンドオイルを加えることでチロシナーゼの活性抑制が見られました。スイートアーモンドオイルのメラニン生成の抑制は、このチロシナーゼ活性の抑制作用が原因であると考えられます。

◆コラーゲン産生促進カモミールローマン精油の作用

ハーブティー、精油、エキスなど、様々な形で、植物療法として使用されているカモミールは、キク科のハーブで、一年草のジャーマンカモミール、多年草のローマンカモミールなどの種類があります。

そこで、カモミールローマンのエッセンシャルオイルを使い、肌への美容効果を調べる実験をして、真皮層線維芽細胞のコラーゲン合成促進作用を比較しました。そして、全ての試料において、コラーゲン定量値の有意な増加が認められました。カモミールローマンオイル、カモミールジャーマンエキストラクト、カモミールローマンエキストラクトに細胞毒性は認められ

図 16　カモミールローマンエッセンシャルオイルのコラーゲン産生促進作用

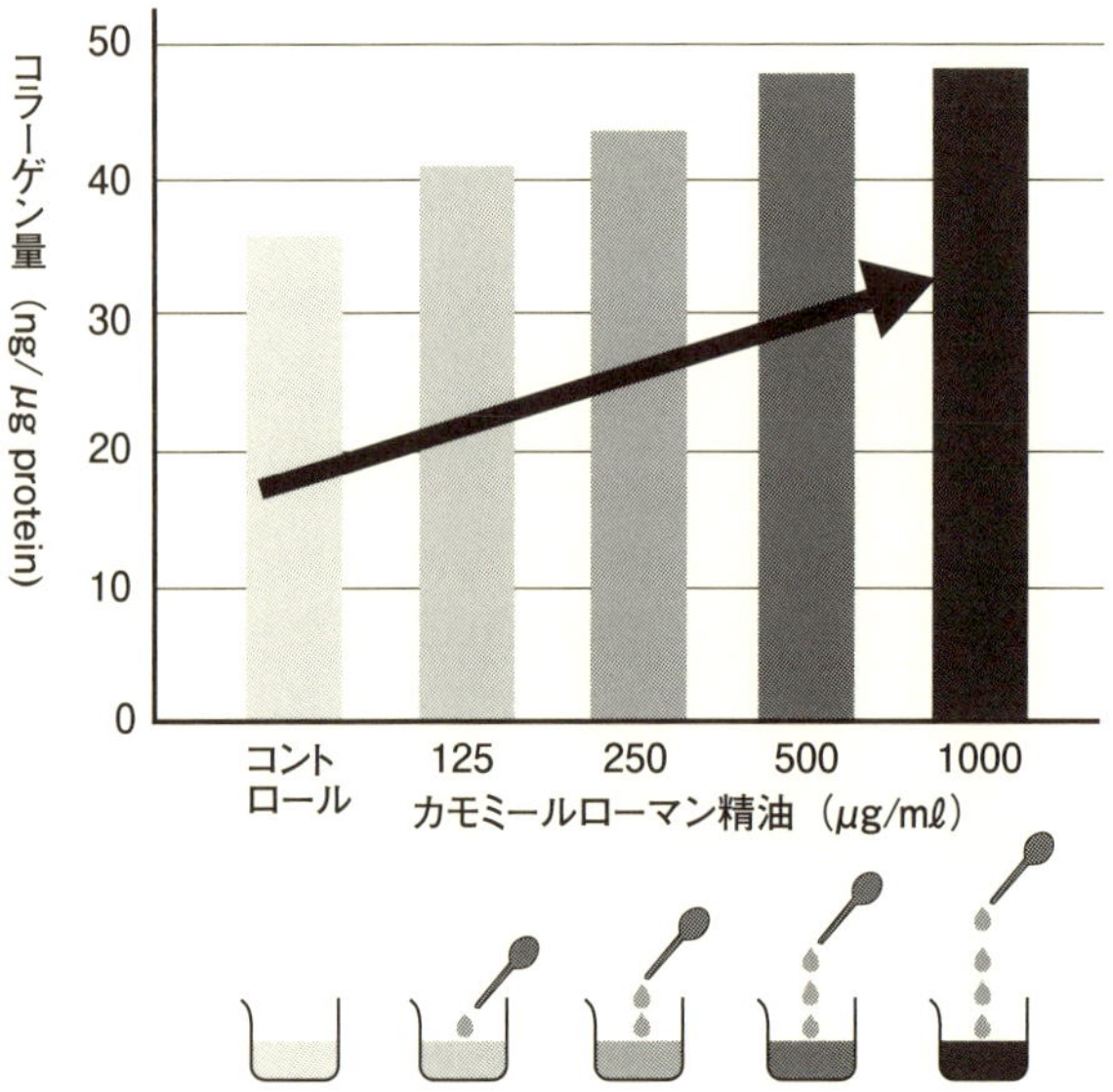

ず、カモミールローマンオイルに、最も高いコラーゲン合成促進作用が確認できました。このことから、カモミールローマンオイルは、数あるカモミールの中でも、最も有効かつ安全性に優れた線維芽細胞のコラーゲン合成促進剤として期待できるといえます。

カモミールローマンエッセンシャルオイルには、肌本来の美しさを甦らせ、健康な肌を保つことに役立つ可能性が期待されています。

ヒトの細胞にカモミールローマンのエッセンシャルオイルを少しずつ量を変えて添加し、何も加えない状態（図16のグラフの「コントロール」）と比較したところ、コラーゲンの量が有意に増加していることが確認されました。さらに、カモミールローマンのオイルの量を増やすに従い、産生されるコラーゲン量も増加しました。

（注）インビトロの実験であり、人の肌で行ったものではありません。
インビトロ（in vitro）：試験管や培養器などの中で、ヒトや動物の組織を用いて反応を観察する実験のこと。

皮膚の構造は、表皮の下に真皮層があり、真皮層はコラーゲンとそれを束ねるエラスチンで構成されています。コラーゲンの産生が活発に行われると、弾力性に優れたハリのある肌が維持されますが、コラーゲンが減少すると表皮のハリが失われ、シワやたるみ、キメの乱れなどにつながります。コラーゲンは紫外線や活性酸素によって変成し、加齢とともに産生される量が減少します。

40歳前後の女性44名に、一日1回、4週間、カモミールローマン精油1％希釈ホホバオイルまたはホホバオイルのみをセルフトリートメントしながら塗布したところ、いずれの使用群においても、キメが整う例が見られました。

◆美肌作用があるローズの香り

バラの花とその香りは、古代から、美しさを得るために世界中の女性たちに愛されてきました。華やかでエレガントなローズオットーのエッセンシャルオイルは、オイルの女王と呼ばれ、肌を整える作用、ストレスや緊張感を和らげる作用などがあるといわれてきました。

そのローズオットー精油の美肌作用を調べる実験を行って、紫外線による細胞ダメージを和らげる働きや、肌弾力を高める働き（コラーゲン合成促進、ヒアルロン酸合成促進）、メラニン産生抑制作用などが認められました。

また、ヒト表皮にローズオットーのエッセンシャルオイルを、少しずつ量を変えて添加し、何も加えない状態と比較してみると、ローズオットーのオイルの量が増えるに従い、紫外線による細胞ダメージが有意に緩和されています。

ローズオットーのオイルを１％に希釈したホホバオイルを、一日１回、４週間、40歳前後の女性（44名）に使用していただきました。使用前に比べて、頬《ほお》の肌弾力が有意に増加していきます。さらに、ホホバオイルにローズオイルを１％希釈したトリートメントオイルを連用することで肌への影響を調べました。

図 17　ローズオットー精油の紫外線細胞ダメージ緩和作用

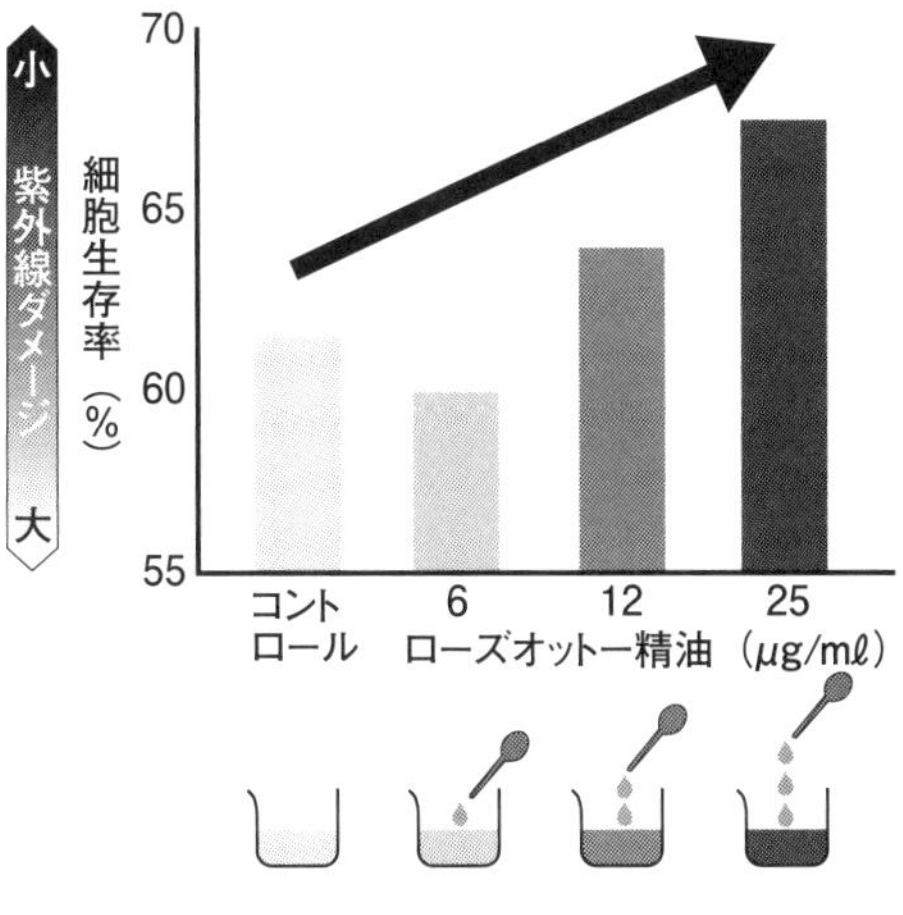

評価項目として、角層水分量、角層水分蒸散量、肌弾力、キメ画像、肌画像解析、皮膚拡大写真、マイクロスコープ画像、肌色、角層細胞画像、指尖《しせん》脈波、ストレスマーカーとして唾液アミラーゼを測定しました。その結果、ローズオイル（1％）ホホバオイル希釈を連用することにより、角層水分量の増加、ローズオイル（1％）ホホバオイル希釈およびホホバオイルを連用することにより、肌弾力の増加、角層細胞状態の改善が認められました。

以上のことから、オイルによって、UVB（紫外線B波）細胞傷害緩和作用、コラーゲン合成促進作用、ヒアルロン合成促進作用を有することおよびローズオイル（1％）ホホバオイル希釈を連用することにより、肌状態が改善することが明らかになりました。

図18　ローズオットー精油連用後の肌弾力増加率

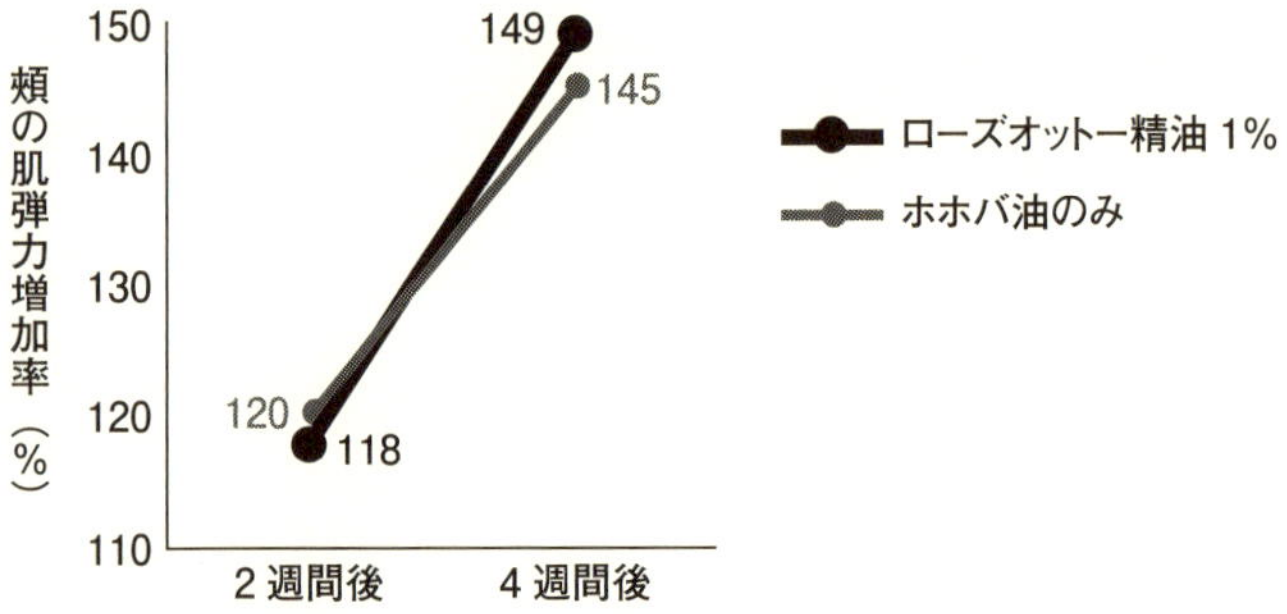

精神神経系　Mental

認知症に対するアロマテラピーの有用性

世界に先駆けて超高齢社会となった日本では、軽度および予備軍を加えると65歳以上の４人に１人が認知症高齢者だといわれています。認知症の中でも約7割を占めるアルツハイマー型認知症に、エッセンシャルオイルによるアロマテラピーを行って有用性が確認された研究データをご紹介します。

実験では、高度アルツハイマー病65例を含む、高齢者77例を対象として行われました。アロマテラピーを実施した期間中は、朝（9～11時）にローズマリーカンファー4滴とレモン2滴、夜（19時半～21時半）にラベンダー4滴とオレンジスイート2滴をディフューザーで散布しました。その結果、認知症の好発年齢である65歳以上の高度アルツハイマー病群のＴＤＡＳ（タ

図 19　TDAS（タッチパネル式認知機能検査）の手指名称記憶テストとは

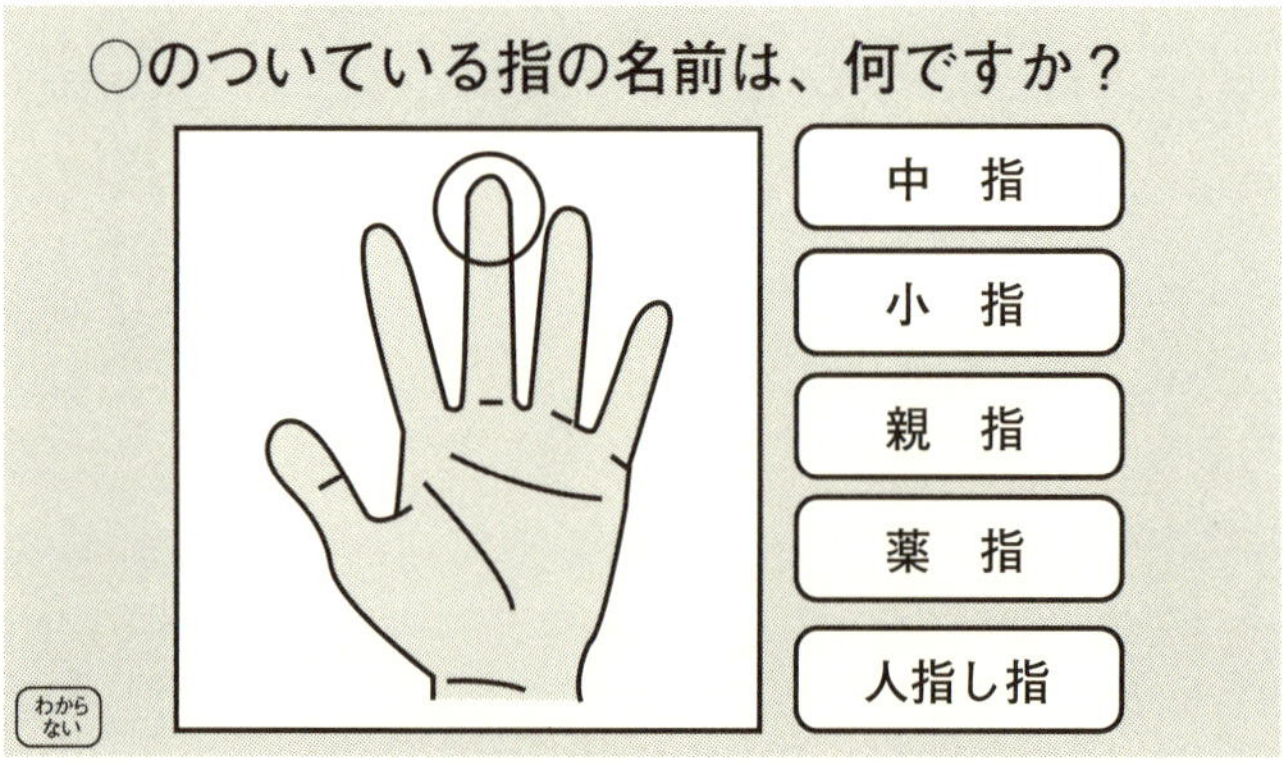

実験結果（手指名称記憶テストの点数推移）

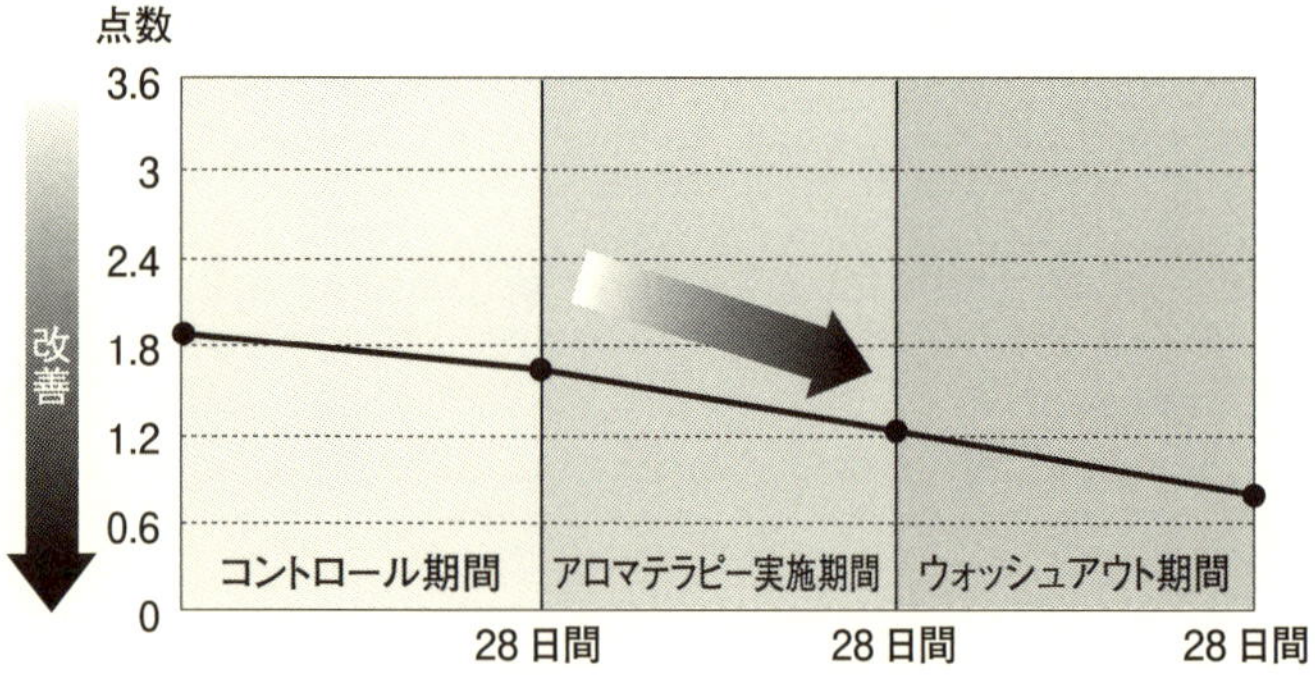

ッチパネル式認知機能検査）総点で有意に改善が見られました。特に手指名称記憶の点数で有意な改善が見られました。

これは、専門家がいなくても短時間（通常約20分前後）で認知機能のタッチパネル式テストができるプログラムによるものです（特許番号は第４１７１８３２号。発明者は鳥取大学医学部教授 浦上克哉、准教授 井上仁）。

また、最初の28日間を何もしないコントロール期間とし、その後28日間でアロマテラピーを実施しました。効果の持続と消失を検討するため、さらにその後28日間を何もしない期間（ウォッシュアウト期間）としましたが、結果は、手指名称記憶テストの点数（平均値）について有意な改善が見られました。

◆エッセンシャルオイルがもたらす鎮静、ストレス抑制、睡眠促進

エッセンシャルオイルは、適度な香りによって心地よく感じたり、香りが強すぎて気分が悪くなったりしますので、その濃度によって大きく印象が変わるという特徴があります。オイルの希釈濃度の違いで、香りの作用に差異が出るかどうか、「脳機能に対する影響」という側面から行われた研究データをご紹介します。

今回使用されたのはラベンダーです。ラベンダーは古くから殺菌や消毒などに利用されてきましたが、最近では、鎮静、ストレス抑制、睡眠促進作用など、多彩な有効性が客観的に明らかになりつつあります。実験の結果として、ラベンダーの香りをほどよく感じることによって、脳機能を活性化する効果が期待でき、作業効率や集中力の向上にも有用と考えられます。

ラベンダーの匂《にお》いが脳機能に与える影響について、オイルの濃度による差異を精神生理学的に明らかにすることを目的として、脳波基礎活動および事象関連電位の測定を行いました。ラ

ベンダーオイルは、０・１％、１・０％、１０・０％の濃度になるようにホホバオイルを用いて希釈しました。

解析の結果、脳波基礎活動については、各試料呈示時のα波出現量には差異は見られませんでした。一方、事象関連電位Ｐ３００は、低濃度のオイルでは、無香対照と違って潜時が短く、振幅が大きかったことがわかりました。

以上により、これまではラベンダーオイルの鎮静効果のみが強調されてきましたが、希釈度を考慮することによって、脳機能を復活させる効果も得られることがわかりました。

Ｐ３００とは、２タイプの刺激をランダムに提示し、たまにしか

図 20　P300 の波形

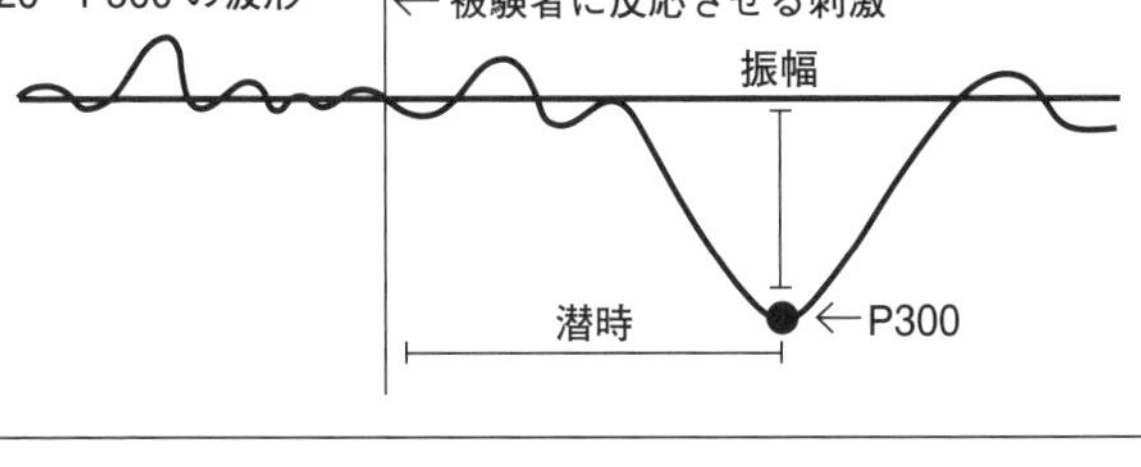

起こらない刺激に注意するときに現れる脳波の形です。刺激が起こってからＰ３００の脳波が現れるまでの時間（潜時）が短いと情報処理の速度が速く、Ｐ３００の波形（振幅）が大きいほど刺激に集中し、情報処理能力が高いといえます。

ラベンダーオイルの濃度による「潜時」の差異

ホホバオイルによって０・１％に希釈したラベンダーは、オイル０％の無香対照よりも潜時が短く、処理速度が速くなったと考えられます。しかし、１％および10％のオイルでは、無香対照との有意差は見られていません。

図21　濃度によるラベンダーオイルの「潜時」の差異

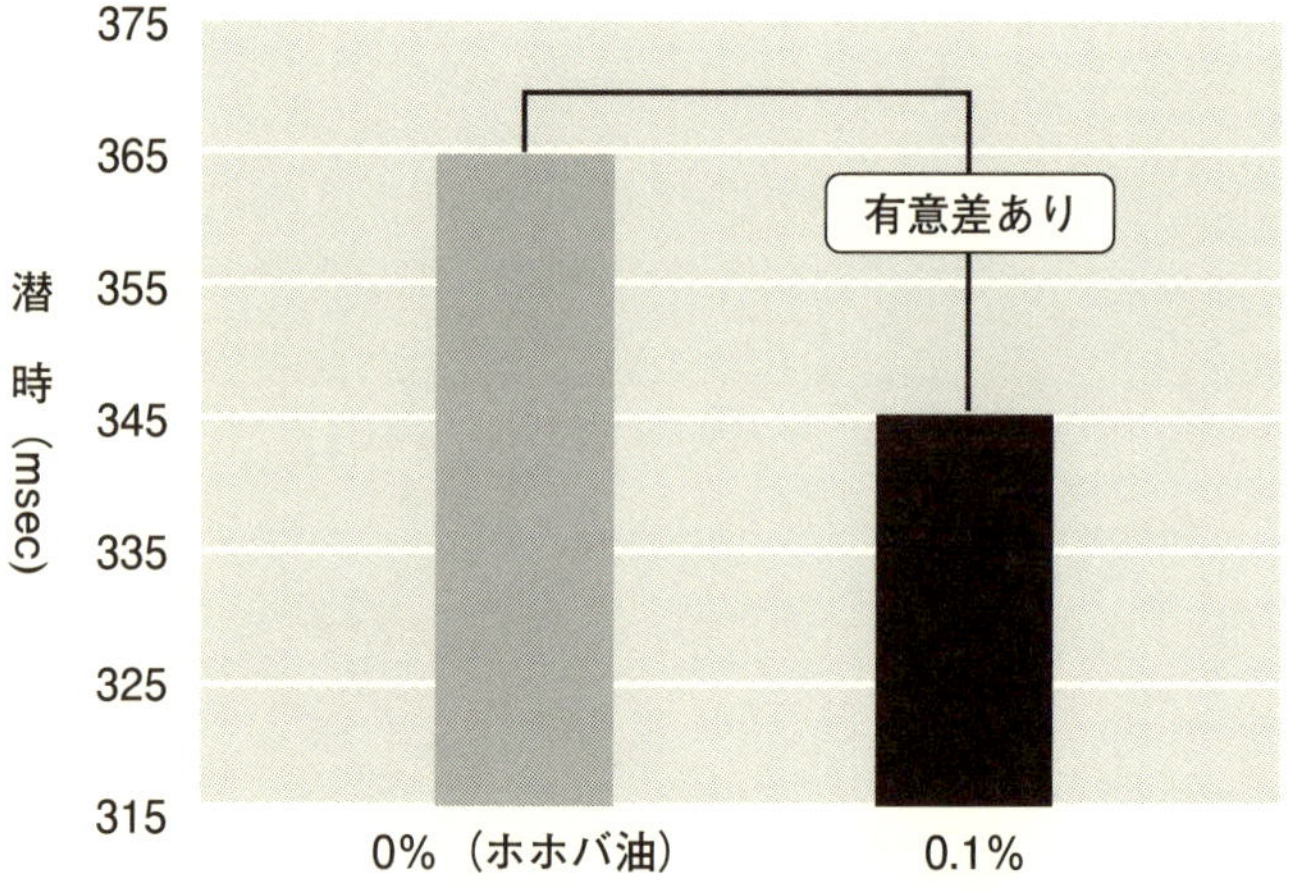

ラベンダーオイルの濃度による「振幅」の差異

同様に、ホホバオイルによって１％に希釈したラベンダーは、オイル０％の無香対照よりも振幅が大きく、集中力が高まったと考えられます。０・１％のオイルの場合も無香対照よりも振幅が大きい傾向が見られましたが、10％のオイルでは無香対照との有意差は見られていません。

鎮静作用が注目されるラベンダーですが、この研究から、低濃度では情報処理機能を高める作用も期待できることがわかりました。

図 22　濃度によるラベンダーオイルの「振幅」の差異

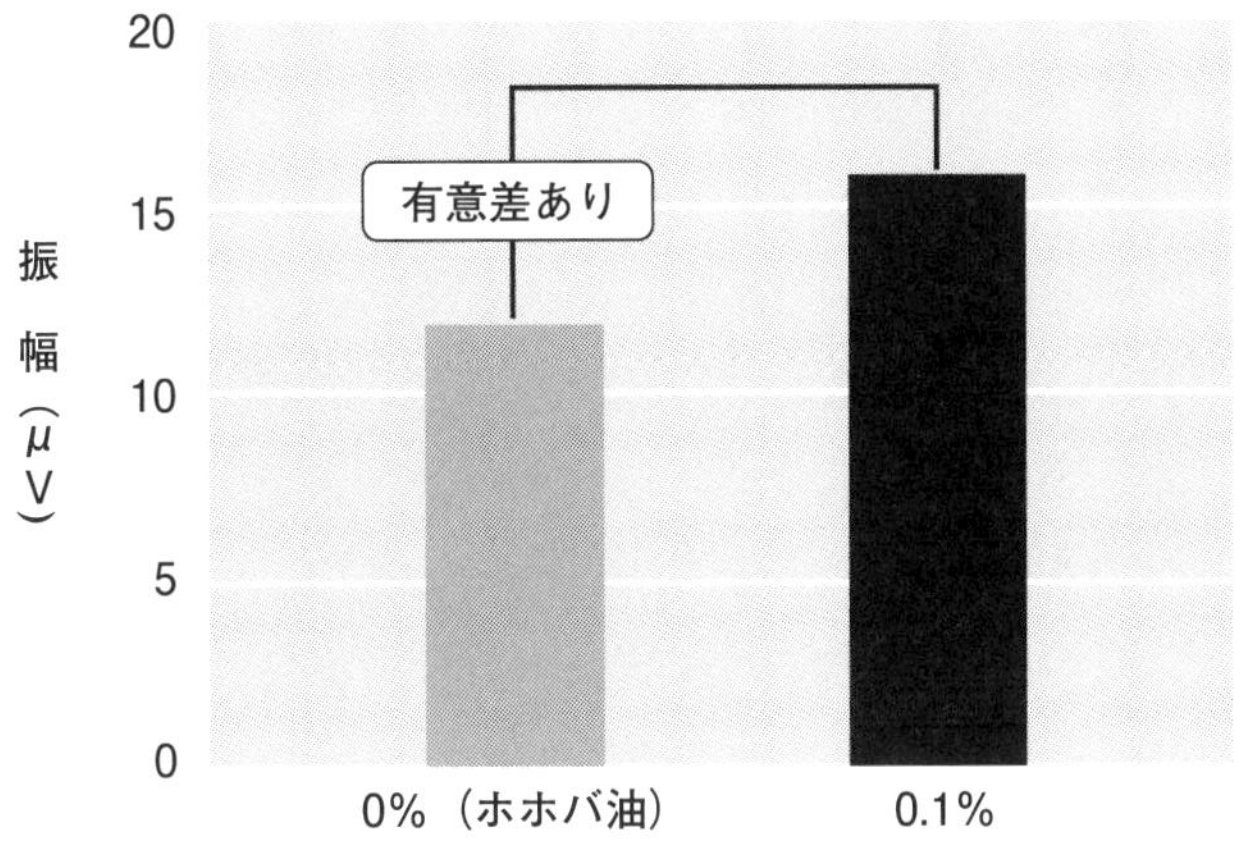

快眠をもたらすオレンジスイート

眠りが浅いといわれる高齢者を対象に、就眠前にオレンジスイートの香りを嗅いで就寝してもらう実験をしたところ、香りのない水と比較して、就眠前の副交感神経活動が有意に増加しました。

さらに、就寝中も居室内にオレンジスイートの香りを漂わせ続けたところ、香りのない水と比較して、翌朝、起床後の副交感神経活動が有意に低下しました。これは起床後に覚醒度がアップし、すっきり目覚めていることを示しています。

オレンジスイートの香りを居室内に充満させながら就眠した後、生理評価として心拍変動性、血圧、唾液中コルチゾール、および唾液中ＩｇＡ（免疫グロブリンＡ）を測定しました。主観評価として簡易感情尺度、熟眠感を聴取しました。さらに、行動評価として睡眠中行動記録、体動回数、および夜勤巡視時情報を評価しました。

具体的な実験方法について説明します。要介護高齢女性12名に、オレンジスイートのエッセンシャルオイル０・０２５mℓを水道水５００mℓに入れ、加湿器でミストとともに拡散し就眠前に10分間吸入しました。就寝後は部屋の隅に加湿器を移動、翌朝まで加湿器を運転させて就眠。就眠前と起床後に副交感神経活動の指標として心拍動性（ＨＦ値）を測定しました。

オレンジスイートのエッセンシャルオイルの香りを吸入した後では、香りのない水を吸入したときと比較して、心拍動性（ＨＦ値）が一部で有意に増加しました。これは、リラックスしていることを示しています。

さらに、オレンジスイートのエッセンシャルオイルの香りを居室内に漂わせて睡眠しました。起床したときの副交感神経活動は、水を使ったときと比較して、一部で有意に低下しています。覚醒度がアップし、すっきり目覚めていることが示されました。

図 23　副交感神経活動（就眠前）

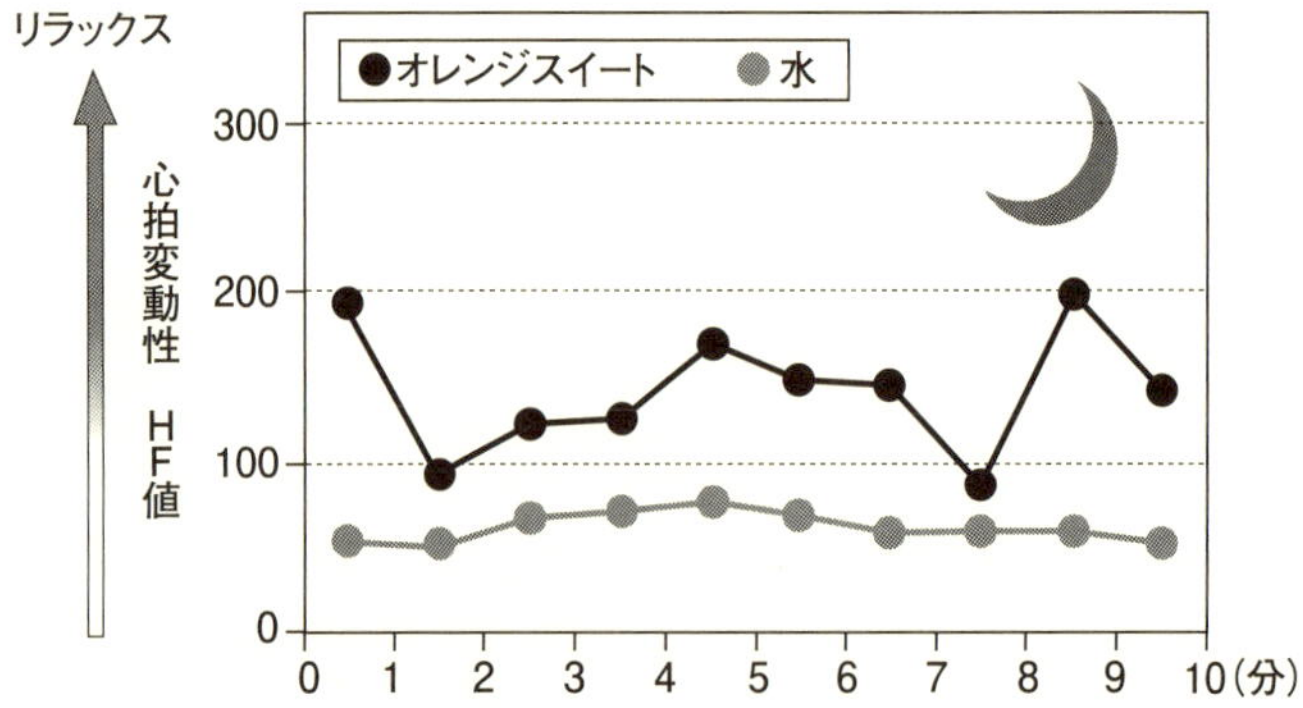

図 24　副交感神経活動（起床後）

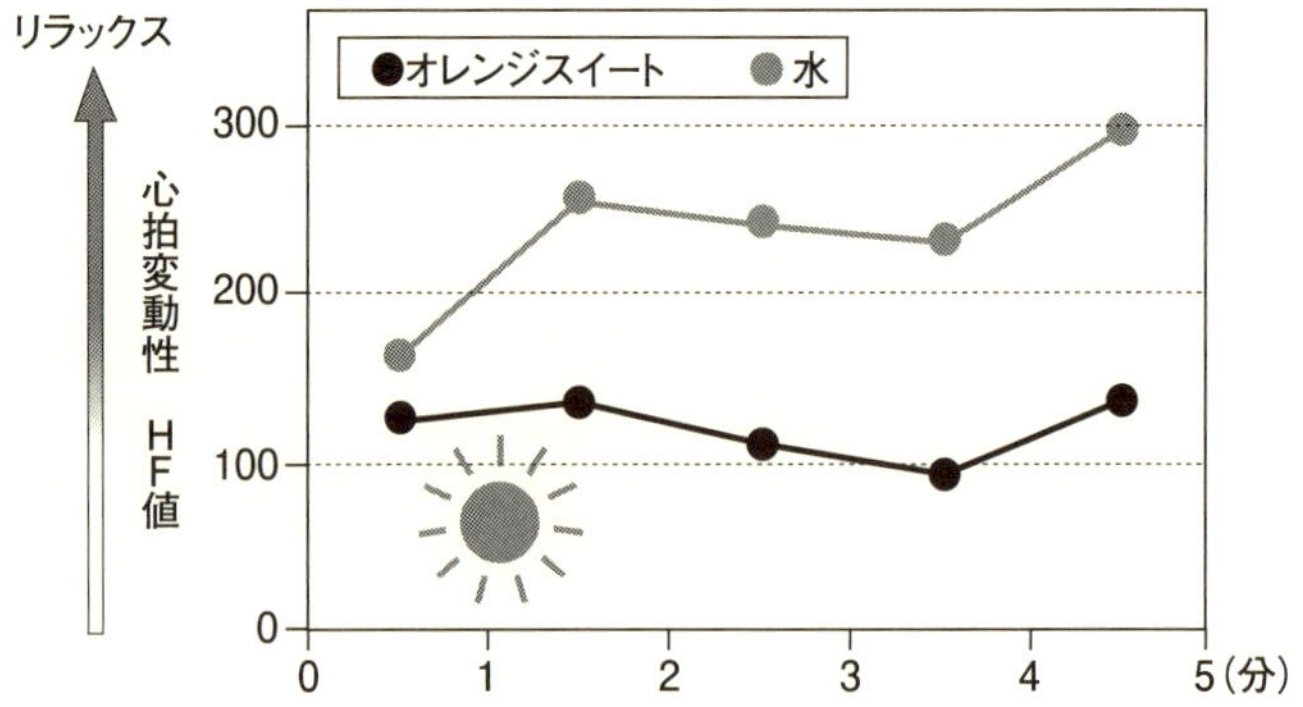

実験を終え、こんな感想をおもちの方もいました。
・睡眠前、楽しく笑顔になると思います。（9例）
・起床時、物事に興味や喜びを感じ、安心感もあります。（10例）
・すぐに寝付くことができました。（10例）
・ぐっすり眠れました。（11例）
・就眠途中で起きませんでした。（10例）

就眠前のオレンジスイート吸入において、心拍変動性における副交感神経活動の指標であるHF値は、平均133・2（対照61・3：p＜0・05）であり有意に高値を示し、9名の被験者が楽しく笑顔になりそうだと答えました。9名は、寝入りばなに体動なく就眠しており、覚醒後、HF値は平均119・2（対照238・5：p＜0・05）であり有意に低値を示しました。10名が物事に興味や喜びを感じ安心であると答え、10〜11名において熟眠感の改善が認められました。結論として、オレンジスイートの匂いが要介護高齢者を生理的にリラックスさせ就眠前不安を和らげることが明らかとなりました。

オレンジスイートのエッセンシャルオイルの香りによって、就眠前にリラックスでき、安心して熟睡することができ、起床後にすっきりとした目覚めが得られる、快眠状態をもたらしていることが推測できます。幅広い年齢層への活用が期待されます。

基剤　Base products

基材によって左右される精油成分の皮膚透過性

エッセンシャルオイルには様々な活用法があります。芳香浴以外にも、キャリアオイルにブレンドしてトリートメントをしたり、浴槽に滴下して沐浴をしたり、エタノールや精製水で希釈してオリジナルのコスメを作ったりと、肌に塗布する方法も少なくありません。そこで、オイル成分を希釈したときの皮膚への透過性の違いを調べた研究データをご紹介します。

皮膚に塗布した物質の有効性や安全性を評価するには、それらの皮膚透過性を把握することが重要です。ほとんどの化学物質の皮膚透過速度は、塗布した物質の濃度と皮膚バリア中の濃度勾配に比例するといわれています。化学物質の中には、皮膚塗布部位から揮発し、物質濃度が減少するものもあります。そこで、蒸気圧の異なる４種類の香料成分と主にアロマテラピーで基材として用いられているホホバオイルを用いて、香料成分の皮膚代替膜透過性および揮発性の評価を行いました。

その他の基材として、ホホバオイルと物性のよく似ているオリーブオイル、さらに一般的な溶媒であるエタノールおよび精製水も用いました。香料成分の皮膚透過性に及ぼす基材の影響も調べました。

今回の実験に用いられたオイル成分では、どの成分も共通して、キャリアオイルを基材とした場合よりも、水を基材とした場合のほうが、皮膚への透過性が高いということがわかりました。

実験では、実際のヒトの皮膚（角層）の代わりに、脂溶性の膜であるシリコーン膜を用いました。また、オイル成分はオイゲノール、シンナムアルデヒド、チモール、1・8-シネオールを、基材には水、エタノール、ホホバオイル、オリーブオイルを使用しました。今回は、1・8-シネオールの結果をご紹介します。

1・8-シネオールの透過性

オイル成分である1・8-シネオールをホホバオイルと水で希釈した場合の皮膚への透過性を比較すると、ホホバオイルの 2.1×10^{-7}（cm/s）に対して水では 13×10^{-7}（cm/s）と、高い透過性を示しました。またオリーブオイルやエタノールよりも高い透過性でした。

図 25　皮膚透過性の基材による違い

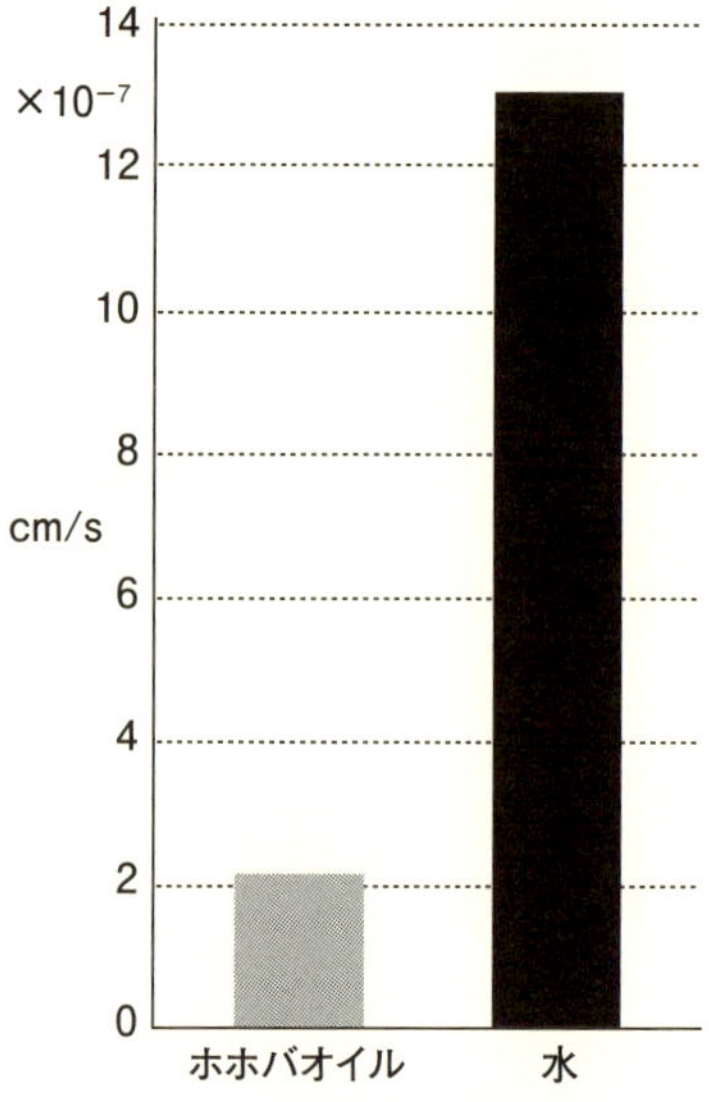

基材によって異なる皮膚への透過性

実験の結果から、オイル成分の皮膚透過性は基材によって大きく異なり、ホホバオイルやオリーブオイルで希釈した場合より、水で希釈した場合のほうが表皮の中へ浸透しやすいことがわかりました。

オイルを水で希釈して用いる際には、皮膚透過性と各精油の特性を十分考慮し、使用目的に合った濃度で楽しむことが大切です。

抗菌 Antibacterial

エッセンシャルオイルの制菌作用

エッセンシャルオイルのもととなる植物香料は、紀元前から防腐剤や感染症対策などに用いられてきました。防カビ・制菌作用が高いといわれるエッセンシャルオイルがどれほどの抗菌力を発揮するのか、テストした研究データをご紹介します。

テストをした20種類のエッセンシャルオイルから制菌作用の高かった上位10種類を選出して、新たに制菌作用を調べたものが以下の表です。今回は、テストした菌の中から浴室や食品に発生するカビなど、日常生活とかかわりの深いものを5種類ピックアップしてまとめました。

浴室のカビ（クロカビ）にはティートリーやラベンダー、水虫の原因となる菌（白癬菌）にはカモミールローマンやティートリーなどが優れていることが明らかになりました。精油の微生物に対する作用

図 26　エッセンシャルオイルの抗菌のメカニズム

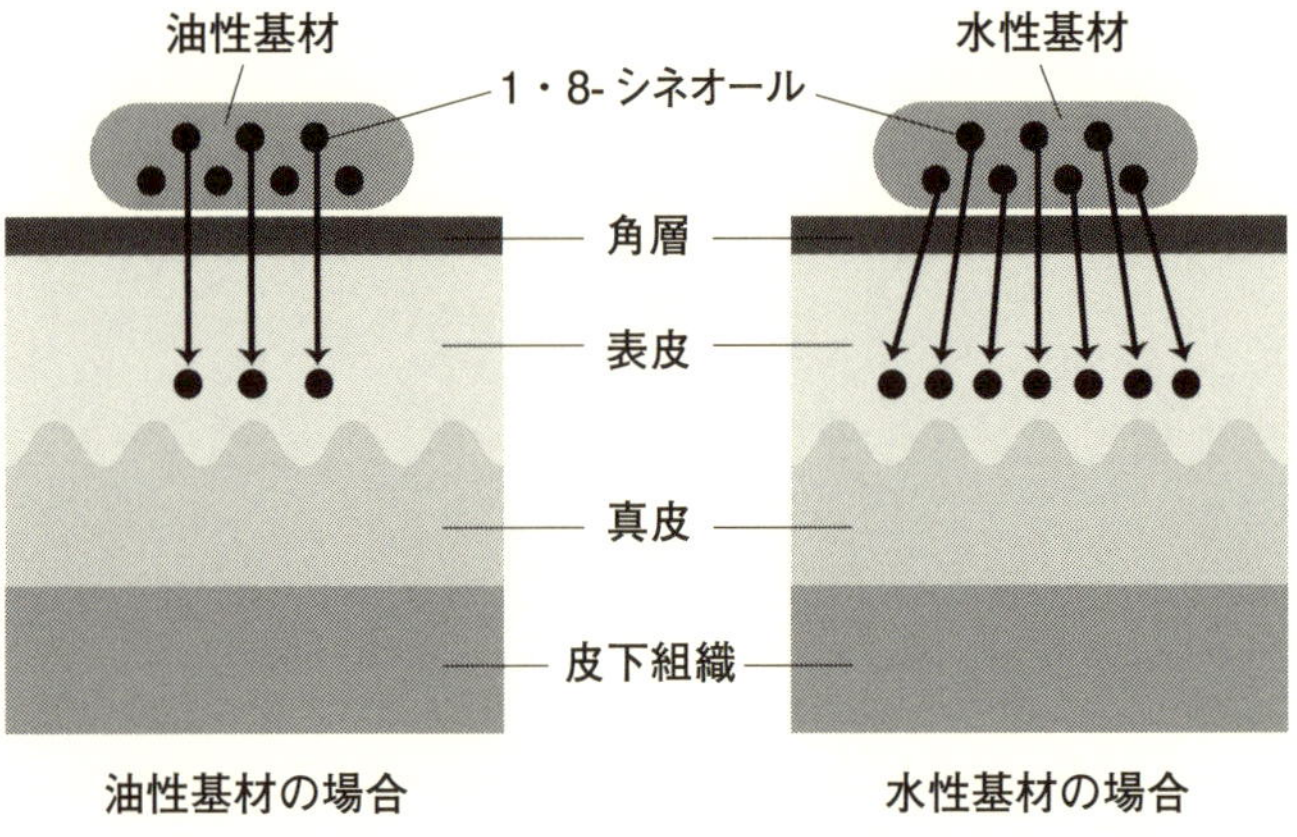

を知って、日々の生活に役立ててみましょう。

表2 テストした菌と精油の種類

精油名／菌の種類	白癬菌 水虫やたむしなどを引き起こす病原菌	クロカビ 浴室のタイルのすきまなどに発生するカビ	アオカビ 食品に発生する青緑色のカビ	ユーロチウム シバリエリ 書庫などに発生するカビの原因菌	黄色ブドウ球菌 傷口などが化膿する原因菌
ティートリー	☆	☆	○	☆	○
ユーカリラディアータ	☆	○	－	☆	△
シナモン	☆	☆	◎	☆	◎
タイム	☆	☆	☆	☆	◎
カモミールローマン	☆	－	－	☆	－
カモミールジャーマン	△	－	－	△	－
ラベンダー	☆	☆	－	☆	△
ヒノキ	◎	－	－	○	△
ラベンサラ	☆	－	－	☆	－
フェンネル	☆	☆	△	☆	－

☆全面阻止（38mm）　◎20mm以上　○10～19.9mm　△5～9.9mm　－0～4.9mm

制菌作用の調査方法

今回の実験はシャーレの培地に菌を塗り付け、精油を吸収させたペーパーディスクを中央に置いて菌を培養する「ハロー法」で制菌作用を調べました。培養後、ペーパーディスクのまわりにできた円は精油が菌の繁殖を阻止した部分で、この円をハロー（阻止円）と呼び、直径が大きいほど制菌作用が高いことになります。

参考文献

＊川上裕司・橋本一浩・福田安住・菅沼 薫・新井 亮・熊谷千津・ケイ武居・野田信三・野松慶子・野村美佐子・福島明子・藤田晶子・松田都子・和智進一・山本芳邦：20種の精油の微生物に対する制菌効果、アロマテラピー学雑誌、Vol.12, No.1, 66-78, 2012

＊三浦哉、杉野恵、越智玲衣：一過性の精油環境が動脈スティフネスおよび血管内皮機能に及ぼす影響、アロマテラピー学雑誌、Vol.15, No.1, 122-126, 2015

＊岩波久威・辰元宗人・福島明子・平田幸一：片頭痛患者におけるアロマテラピーの効果、アロマテラピー学雑誌、Vol.15, No.1, 63-67, 2015

＊阪上未紀・前田和久・大場瑞枝・東城博雅・伊藤壽記：「マカダミアナッツオイルを使用したアロマテラピーの影響——メタボリックシンドローム予備軍へのアプローチ——、アロマテラピー学雑誌、Vol.14, No.1, 8-14, 2014

＊沢村正義・熊谷千津・和田真理・岡田嘉仁・浅野公人・吉金優・塚田弘行：アロマテラピーにおけるキャリアオイルとしてのユズシードオイルの基本特性、アロマテラピー学雑誌、Vol.12, No.1, 41-49, 2012

＊Effect of rose essential oil inhalation on stress-induced skin-barrier disruption in rats and humans. Mika Fukada, Tatsuo Watanabe et al. Chem Senses 37(4):347-356, 2012

＊沢村正義・熊谷千津・馬場正樹・岡田嘉仁・吉金優・浅野公人・東谷望史・塚田弘行：キャリアオイルとしてのユズシードオイルの放香特性および美白作用、アロマテラピー学雑誌、Vol.13, 14-20, 2013

＊熊谷千津・野田信三・河野弘美・佐藤有希・塩原みゆき・山本芳邦：カモミール・ローマンのコラーゲン合成促進作用、アロマテラピー学雑誌、14 (1), 27-36, 2014

＊熊谷千津・野田信三・河野弘美・佐藤有希・塩原みゆき・山本芳邦：皮膚バリア機能、メラニン産生抑制、肌弾力に対する精油の効果検討、アロマテラピー学雑誌、14(1), 15-26, 2014
＊神保太樹・浦上克哉：高度アルツハイマー病患者に対するアロマセラピーの有用性、日本アロマセラピー学会誌、7(1), 43-48, 2008
＊小長井ちづる・古賀良彦：ラベンダー精油が脳機能に与える影響の濃度による差異の検討、アロマテラピー学雑誌、Vol.8, 9-14, 2008
＊松永慶子・李宙営・朴範鎭・宮崎良文：オレンジスイートのにおいが要介護高齢者の就眠前不安にもたらす生理的影響、アロマテラピー学雑誌、vol.13 (1), 47-54, 2013
＊藤堂浩明・守屋卓幸・井上晴幾・須釜猛・杉林堅次：香料成分の皮膚透過性に及ぼす基材の影響、アロマテラピー学雑誌、Vol.14, No.1, 37-45, 2014

第4章

エッセンシャルオイルの選び方

エッセンシャルオイルにも様々なものがあります。店頭で販売されているオイルには、模造品や化学合成品などもあります。正しいオイルの選び方について解説しましょう。

正しい選び方のポイント

エッセンシャルオイルは、体内に吸収されて全身に作用します。そこで使用するエッセンシャルオイルの質が最も重要です。正しい方法で使用しても、使用しているエッセンシャルオイルの質が安全で安定したものでなければ、全身に悪い影響をもたらすことにもなりかねません。

ここで、ぜひ皆さんには、『エッセンシャルオイル家庭医学事典』（アバンダントヘルス社 著・訳、ナチュラルハーモニー&サイエンス発行、３８００円）を購入していただきたいと思います。この本には、エッセンシャルオイルに関することはもちろん、身体の不調について症状別に最適なオイルのレシピが紹介されています。ご自分の悩みや症状別に索引できますので、ぜひお手元に置いてください。

品質の確かなエッセンシャルオイルを見定めるには、まず学名が表示されているかどうかを確認しましょう。『エッセンシャルオイル家庭医学事典』には、各々の芳香植物の学名が出ています。学名が表示されていれば、栽培または自生している場所が海外であっても、その植物であることを保証している可能性が高いといえます。

次に、純度100%のピュアなエッセンシャルオイルは、植物の葉・種・樹皮・根・花などの細胞組織内にある油胞（または油のう）から抽出される天然の芳香族化合物です。

この芳香族化合物は、植物の内部または表面で起こる光合成や生合成による副産物として生成されます。植物は、この芳香物質を利用して、病気や害虫から身を守ったり、子孫繁栄に役立てたりしています。人間は、植物がないと生きていけませんが、植物は動物や人間がいなくても太陽の光と水とミネラルと二酸化炭素があれば、生きていける生物です。そんな自立して生きている植物に必要不可欠な防御物質がエッセンシャルオイルなのです。

部位によって芳香分子の種類や含有率は異なります。一定の部位に限定して芳香分子をたくわえる植物もありますし、部位によって芳香成分（分子）の量や種類が異なるものもありますので、使用の際は植物名だけでなく、採油部位も確認しましょう。

オイルの抽出方法にも、ある程度の基準値はありますが、天然であるがゆえに抽出方法によって成分値は異なりますし、香りの印象も変わってきます。したがって、安定した品質のオイルを抽出するには、植物の種類や質、気温や湿度によって、蒸留釜《がま》の温度や圧力、蒸留時間を調整するなど、熟練した技術と経験を必要とします。また、低温で丁寧に抽出することにより、身体にとってより安全で、効果が期待できる成分バランスをもつエッセンシャルオイルに仕上がります。ただ、低温すぎても十分な成分が取れないので、エッセンシャルオイルの知識と取扱い経験が豊富で信頼のおける熟練した製造業者・発売元が扱っているということが、大きな判断材料となるでしょう。

以上のことから、使用するエッセンシャルオイルは、１００％純粋であることはもちろんですが、正しい品種や正しい植物の部位が使用されていること、正しい条件で抽出されていること、これらの条件がそろっていることが大切です。異なった植物や部位、異なった時期に収穫して採取された抽出物には、たとえ純粋であっても成分が有害な場合もあります。そのためにも、必ず成分分析されたうえで製品化していることが大切なのです。

ある会社のエッセンシャルオイルは、世界各国から理想的な成分を有する植物の調達と適切な部位から採油し、安全かつ高品質で１００％ピュアな天然の芳香をもつオイルです。その抽出方法は、正しい化学組成のオイルを抽出するために、低温の水蒸気蒸留法で、温度・圧力の管理に細心の注意を払ってなされています。そして、オイルの有効性を弱める増量剤や添加物を一切使用せず、農薬などの汚染物質も一切含まれていないことを、ロットごとに質量分析とガスクロマトグラフィーのクロス試験を行うことで確認し、ＡＦＮＯＲ（ＩＳＯ認証機関）

やＩＳＯ（国際基準化機構）の基準をはるかに超える高い純度をもっている、高品質なオイルであることを証明しています。

このようなチェックをすることが、正しいエッセンシャルオイルを選ぶコツといえるでしょう。

◆エッセンシャルオイルはデリケート

エッセンシャルオイルは１００％天然です。保存料など含まれておらず、有効成分を高濃度含んでいるため、取り扱いには次の点に特に注意してください。

①温度・湿度が一定に保たれる場所に保管しましょう。
直射日光のあたる場所に置かないで、風通しの良い所や冷暗所が最適です。

②エッセンシャルオイルはプラスチック類を溶かしますから、

必ずガラス瓶に入れて、立てて保管しましょう。

③揮発性があり、酸化を防ぐため、使用後はしっかりとふたを閉めましょう。

④引火性があるため、火のそばに置かないようにしましょう。

⑤子供の手の届かない場所に保管しましょう。

⑥消費期限内に使用し、開封後は使用期限にかかわらず早めに使い切る。保存状態にもよりますが、目安として、柑橘《かんきつ》系エッセンシャルオイルは開封後6カ月、その他のエッセンシャルオイルは一年以内に使い切るようにしましょう。

さらに、初めて使用するときには、『エッセンシャルオイル家庭医学事典』でそれぞれのエッセンシャルオイルの特徴や使用方法を必ず確認してください。お肌に使用する場合は、体質により合わない場合もありますので、パッチテスト（貼布試験）を行うことをお勧めします。

また、エッセンシャルオイルもメーカーによっては薄めて使うものもありますので、必ず使用方法を確認してください。特に広範囲でマッサージ等をする場合は、必ずキャリアオイルで薄めて使ってください。高齢者、子供、妊産婦、敏感肌の方は、注意が必要です。また、病気の方はご本人の意思に基づき、医師に相談のうえご使用ください。アレルギー体質の方や、持病のある方は、少量からお試しください。なかには摂取（飲用）不可のオイルもありますので必ず確認してください。

エッセンシャルオイルの使用については自己責任です。各自オイルの特性や、用法容量を確認して使用してください。

必ず成分を確認して、少量から試してみましょう

エッセンシャルオイルには、注意が必要な芳香成分類と芳香分子があります。特に皮膚から吸収される場合、刺激が強すぎるエッセンシャルオイルは、必ずキャリアオイル（ベースオイ

ル）などで薄める必要があります。最初は、少量で試してみるのがよいでしょう。特に、成分によっては刺激が強く毒性もあるものもありますから、注意しましょう。

◆注意が必要なエッセンシャルオイルの成分

フェノール類・芳香族アルデヒド類

皮膚刺激が強いため、原液で使用してはいけません。

使用量・使用部・使用期間等により濃度を調節する必要がありますが、目安として、健康な成人ならば10％以下、乳幼児や妊産婦ならば1％以下で使用します。

ケトン類

神経毒性があるため、乳幼児、妊産婦、授乳中の女性、てんかん患者の使用は避けます。子宮収縮作用もあり、投与量が多いと流産の危険性があります。

ジテルペンアルコール類

エストロゲン（女性ホルモン）様作用があるため、妊産婦の使用は避けます。

フロクマリン類

光毒性をもつので、塗布後4～5時間は直射日光にあたることを避けてください。

サリチル酸メチル

サリチル酸メチルは、体内に入るとアスピリンと同じ体内代謝をするため、アスピリンアレルギーのある方は、使用してはいけません。刺激が強いため、敏感肌の人は20％以下に希釈して使用します。競技者の方はドーピングに抵触しないか確認が必要です

エッセンシャルオイル固有の禁忌もありますので、使用の際には必ず禁忌・注意事項を確認しましょう。使用濃度の注意目的や使用頻度、体重、体質により皮膚塗布の際のブレンド濃度も変えましょう。

刺激が強い種類のエッセンシャルオイルを使用するときや、広範囲で使用する場合には、原液では刺激や作用が強いため、必ず植物オイルなどで希釈します。この希釈するためのオイルのことを「キャリアオイル」といい、主に植物油が利用されます。

キャリアオイルは、希釈することで、作用を穏やかにして、エッセンシャルオイルの揮発性を抑え、持続性を高めます。また、キャリアオイルそのものがもつ薬理効果を利用し、トリートメントの際に滑りを良くするなどの作用があります。

キャリアオイルを選ぶときには、１００％天然の植物油であり、香りや着色などがされていない純粋なもの、残留農薬や汚染物質などの不純物が一切含まれていないものにしましょう。また、基本的に食用油は使用せず、化粧品認可を得ているものを使用しましょう。

◇主なキャリアオイル

ココナッツオイル

ヤシの胚乳から採油された無色のオイルで、未精製のものは、常温では固体で、23℃以上になると溶け出します。高い保湿効果があり、どんな肌質の方にも使いやすく、肌が滑らかになります。ヘアケアにも適しています。酸化防止の役目もするので、空気に触れても酸化しにくく、保存もききます。

ホホバオイル

アリゾナの砂漠に生えるホホバの実から採れる液体ワックス。精製されたものは無色・無臭に近く、10℃前後で固化しますが、成分は変化しません。ホホバは砂漠で生きていくための水を求めて、地中に12ｍもの長い強力な根を伸ばしている植物なので、このオイルはワックスなのに浸透性に大変優れ、天然の保湿剤ともいわれています。サラッとしてべとつかず、どんな肌質にも合い、酸化しにくいので、よく使用されます。

スイートアーモンドオイル

バラ科で、アーモンドから抽出されます。淡黄色でほのかにアーモンドの香りがします。オレイン酸、リノール酸、ビタミンA・B・Eなどの栄養分に富み、皮膚の軟化作用があり、肌になじみやすく、滑らかな感触なのでボディマッサージに適しています。ほとんどの肌質に合いますが、乾燥肌には特に最適です。また、他のキャリアオイルよりもマイルドなので、赤ちゃんのマッサージにも適しています。

グレープシードオイル

ブドウの種子から採れるオイル。リノール酸、ビタミンEを豊富に含み、軽くてさっぱりし、肌の刺激が少ない。のびが良く無臭で、全身のマッサージに最適。どのような肌にも合いますが、特に脂性肌に適しています。敏感肌の人にも使用でき、アロマテラピストに人気のあるオイルです。

ローズヒップオイル

赤みがかったオレンジ色のオイル。ビタミンC、リノール酸、リノレン酸を含み、細胞の新陳代謝を促し、皮膚細胞の再生を助けてくれます。しみや小ジワの改善など、加齢肌やダメージ肌の方に向いています。ただし、非常に酸化しやすいので取り扱いには注意しましょう。

つばき油

椿の実から採れるオイル。精製されたものがマッサージオイルとして使われています。特徴的な成分はオレイン酸で酸化安定性が良く、皮膚になじみやすいので人気があります。

小麦胚芽オイル

ビタミンＥを豊富に含み、酸化しにくく、血液循環を促して老化を防ぎます。粘性が強いので、このオイルは単体ではマッサージに使用せず、他のオイルに10～20％加えて使用します。特に、酸化しやすい他のオイルに混ぜると酸化防止剤としての役割を果たします。特徴成分はビタミンＥです。

この他にも、アボカドオイル、セサミオイル、アプリコットカーネルオイル、イブニングプリムローズオイル（月見草油）などあります。

キャリアオイルは、通常、開封後は３～４ヵ月で使い切っていくようにしましょう（種類により期限が早いものもあります）。保存剤などを添加しない天然の植物オイルは、どうしても酸化しやすいので、保存には細心の注意を払いましょう。酸化した植物オイルは皮膚刺激や、老化の原因となるフリーラジカルを発生させるので、使わないようにしてください。エッセンシャルオイル同様、キャリアオイルも品質の良いものを選びましょう。

模造品や化学合成品に注意

日用品（スキンケア、ヘアケア、デンタルケアなどのパーソナルケア）の中には、様々な化学物質が含まれています。この化学物質の中には、皮膚から侵入し、体内で有害な作用を引き起こすものもあります。特に注意したいのは、石油系化学製品です。ほとんどの日用品には、石油系化学製品が使われています。

これらの石油系化学製品については、かぶれや湿疹、アトピー性皮膚炎など、様々な身体へのアレルギーや障害が現れ始めたことから、徐々に消費者の関心が高まってきました。１９８０年に旧厚生省は、使う人の体質によって、まれにアレルギーなどの肌トラブルなどを起こす危険性がある成分を「表示指定成分」として特定し、化粧品への表示が義務付けられました。合成界面活性剤や防腐剤、合成色素などが主なものです。

そして2001年からは、化粧品の「全成分表示」が義務付けられました。全成分を見て商品を選べるようにはなりましたが、「表示指定成分」もその他の成分も入り混じって表記されることになったために、危険な成分が入った製品なのかどうかが、かえってわかりにくくなってしまいました。「表示指定成分」はなるべく避けたいものなので、ぜひ一度調べてみてください。また、日本だけの基準ではなく、しっかり世界の基準を把握しましょう。

エッセンシャルオイルにも、これらの石油系化学製品が混入している模造品が多数存在します。石油系化学製品である人工香料が使われているエッセンシャルオイルに、本来の効能を期待することはできません。

例えば、市販の入浴剤の中には、多くの人工香料が含まれています。リラックスするはずの入浴中に人工香料を大量に嗅《か》いでしまうと、脳が覚醒して不眠症になり、眠れなくなってしまう方もいます。

また、「自然派……」とか「無添加」と名の付く製品にも要注意です。自然派と謳《うた》っている製品の中には、天然のエキスをほんの少し入れて、その他の成分に石油系の合成化学物質を使っているという商品もありますので、注意しましょう。

◆石油系化学製品はなぜ良くないのか

なぜ、石油系化学製品が良くないのか、ちょっと専門的なご説明をしましょう。

石油系化学製品の多くは、分子が小さい物質です。分子が小さい物質は皮膚を通過して体内に入っていきます。人間の身体は、口から入った食物がもっている毒性を、ある程度解毒する作用をもっています。食べ物と一緒に胃や腸へ入った添加物、農薬などの化学物質は、ある程度肝臓で代謝酵素により分解され、体外へ排泄《はいせつ》されます。

しかし、皮膚から吸収した有害物質は、肝臓での代謝を受けることなく、そのまま体内をめぐり、排泄するまでに時間がかかります。ですから骨や臓器、皮下脂肪に留《とど》まることも多く、そのまま体内に残留するようになります。これらの残留物質が、様々な障害を引き起こします。

模造品や化学合成品が含まれているエッセンシャルオイルは使わない。そう心に決めておくと、洪水のようにあふれる不確かな情報に惑わされることもありません。しっかりした目をもって、100%ピュアで、保存料なども含まれていないものを選ぶようにしましょう。

ぜひ、漢方薬と同じように保険適用を願いたい

近年、日本でも医療現場で、エッセンシャルオイルを使用した治療が行われています。産婦人科や整形外科、心療内科、また高齢者介護施設や緩和病棟などの現場で、積極的にエッセンシャルオイルを使ったアロマテラピーが行われています。エッセンシャルオイルは、植物から抽出されたものです。これと同じようなものが漢方薬です。

漢方薬とは、植物や動物の薬用のある部分や、鉱物などを利用した生薬を使用した薬です。西洋医学での薬は、ワクチンや血液製剤などを除くと、基本的には「薬＝単一化合物」です。

この違いは何かというと、生薬の場合は有効成分の含有量がまちまちになることがあるために、品質が安定していません。漢方薬の原料である生薬のおよそ80%は中国からの輸入に頼っています。一部は栽培化され安定的に生産されている種類もありますが、野生の植物も採集して品質を確保しているものもありますので、やはり品質が安定しないものが大半だと考えたほうがよいでしょう。

そうした中で2014年、安定した品質と効能が認められた生薬を原料とした漢方製剤を、日本漢方製薬製剤協会は医療用漢方製剤として148種類（承認取得品目数676、販売商品数749、製造販売元18社、発売元または販売元20社）の処方が保険適用されることを発表しています。

保険適用されている漢方薬の価格は、国が決める公定価格です。窓口での支払いは、他の薬と同じように自己負担の割合に応じてその1～3割の額で済みますので、市販で購入する漢方薬や、漢方専門薬局で勧められる漢方薬に比べると、手軽に手に入れることができます。

しかし、保険適用されているために、健康保険法や各医療保険法等に規定されているルールに従う必要があります。「この漢方薬が欲しいのでください」と言ってすぐに処方してもらえるとは限りません。保険証をもって医療機関で受診し、診断された疾病に対して適応のある漢方薬の処方を、その疾病の治療目的で認められている用法用量の範囲内で、治療に必要だと考えられる日数分受けることになります。

処方される薬は、漢方薬であっても、保険を適用するのであれば、厚生労働大臣が承認している効能効果、用法用量に従って扱わなければなりません。

しかし、保険適用された漢方製剤は、いわば厚生労働省、国が品質と効能を保証しているものですから、消費者側でも安心して使うことができます。

エッセンシャルオイルの効能については、これまでも多くの研究や実験から、広く紹介されています。私は、エッセンシャルオイルにも保険が適用されればよいと考えています。

保険が適用されるようになると、模造品や化学合成品が混入された粗悪なエッセンシャルオイルがまず、市場からなくなります。品質が安定した１００％天然のエッセンシャルオイルが保険適用され、現在の1～3割の金額で購入できるようになると、高価なエッセンシャルオイルが手軽に使用することができるようになります。そうすると、安価で粗悪なオイルを購入する必要もなくなります。

エッセンシャルオイルの中でも、保険適用に十分耐えられる高品質の100％天然のオイルは、「メディカルオイル」と呼ぶそうです。フランスやベルギーなどアロマテラピーが発達しているヨーロッパでは、アロマテラピーの他にホメオパシーやフラワーエッセンスなども併せ、西洋医学と統合して治療に取り組んでいます。一部のオイルについては保険適用もされています。日本でもこのような統合医療が実現することを心から願っています。

参考文献

＊アバンダントヘルス社 著・訳：エッセンシャルオイル家庭医学事典、ナチュラルハーモニー＆サイエンス、2011年

＊Dr. HUANG 監修：エッセンシャルオイル家庭医学事典 サイエンス編、ナチュラルハーモ

ニー&サイエンス、2016年行
＊竹内久米司・稲津教久：経皮毒——皮膚から、あなたの体は冒されている!、日東書院、2005年
＊日本漢方生薬製剤協会・医療用漢方製剤委員会・有用性研究部会：医療用漢方製剤2014——148、処方の添付文書情報、2014年
＊特定非営利活動法人日本統合医学協会ホームページ　http://www.medical-aroma.jp/index.html

おわりに

五感の中でも嗅覚《きゅうかく》と聴覚は特殊です。

人間の脳は、主に新脳と旧脳とに分かれます。考えたり言葉を話したりするときに使われる新脳は、理論と論理を組み立て理解し整理することに長《た》けており、人間的営みや社会生活を送るうえで必要不可欠です。これに対し旧脳は、食欲や呼吸、感情など本能をコントロールしていて、生命の維持に欠かせない役割を担っています。ヒトが外界を認識する感覚機能、いわゆる五感は視・聴・嗅・触・味覚ですが、このうち視覚、触覚、味覚は大脳皮質の連合野において脚色され、過去の人生の記憶を含めた情報が補われることによって、初めて認知できる感覚です。ちょっとマスクされてしまうと正確な情報刺激にはなり得ないのです。

例えば、TV番組でこんな光景を見たことはありませんか？ 目隠しをしてワインを飲むと、グルメで有名な多くの芸能人たちが高価なワインを当てられない……。逆にアルコールを飲めない未成年の方が、匂《にお》いだけで正解を当てたりすることがあり場が盛り上がる……これはどんな人にも十分起こりうる現象です。視覚と触覚、味覚というものは、その他の経験と情報に依存せざるを得ない。それに対し、非常に原始的で独立している感覚機能が、嗅覚と聴覚です。嗅覚と聴覚は、より原始脳に近いといえます。

日常生活を思い出してみても、生理的に避けたい嫌な匂いや音がありますよね。例えば大好きな人と心休まる空間にいて心身ともに満たされていても、生理的に嫌な匂いがそこに漂えば、それを意識が無視することはなかなか難しい。匂いという目に見えない触れられないものに意識は捕らわれ、集中力は損なわれてしまうことでしょう。聴覚も同様です。好きな音楽や小鳥のさえずりのような心地よい音がその場に流れれば、思わず鼻歌が出たりうきうきと気分が盛り上がることもあれば、反対に黒板を引っ掻《か》くような嫌な音や子供の泣き声、人の叫び声などを聞けばその場は確実に乱れます。

嗅覚と聴覚からの感覚は、古い脳といわれる大脳辺縁系に直接刺激を与えるため、感動や恐怖といった人間の情動に対してより強い影響を与えるのです。

こうした脳の仕組みを理解していれば、今回本書で取り上げたアロマテラピーや音楽療法が精神の安定により多くの影響を伝えるのも理解できますし、またそういう意味で、ヒトのカラダを癒し整えるために、医療以外の現場でできることはまだまだ多くあるように感じています。

例えば、嗅覚や聴覚という感覚を通してダイレクトかつパワフルに脳に送られる香りや音楽の刺激および信号は、痛みの緩和に利用することができます。また、嗅覚や聴覚からの刺激を脳が上手に受け取ることで、様々なホルモンの分泌が促されます。このホルモンには、痛みを鎮めるものもあれば、落ち込んだり塞《ふさ》いだりしている気分を改善するものもあります。加えて香りや音楽は自律神経を整えることにも利用できるので、痛みで緊張した心や体をほぐすことにもとても有効であるということがいえます。それが間接的に痛みの軽減につながることは十分考えられます。

特に嗅覚について、我々日本人は古来、強いこだわりを持ってきた民族であるといえると思います。限られた国土の中で隣近所の気配を感じながら生きざるを得なかったこの国では、人々が季節の移り変わりを楽しみ、食や衛生、居住空間にも繊細さを求めることを日常としてきた歴史があります。「風薫る」という言葉もありますが、もともと日本には古くから天然香木の香りを鑑賞する芸道「香道」というものがあり、香りを聞くことで楽しみ、また香りの効用による心身の浄化を試みたり、感覚を研ぎ澄ませたりするなど、孤独感の解消や忙しい日々のリセットに香りが用いられてきたと聞きます。近年では1990年代頃よりアラビアやヨーロッパで行われてきた伝統医学アロマテラピーが日本でも普及し、香りの効用について文献も多く出ています。

脳に対し非常に大きな影響をもつ嗅覚からの刺激ですが、香りには好き嫌いもあり、また大病院のような場ではなかなか香りや音楽といったツールにこだわるところまで行けない現状もあります。一方で本文の中でもお話ししていますが、これだけ大きな影響をもつものだけに、その特性を十分理解したうえで日々の生活に生かしていきたいものでもあります。

本書をお読みいただくことで香りへの理解を深めていただき、日々の暮らしの中で生活環境を整えたり、痛みや不調の緩和などに香りを役立てていただくことができれば幸いです。

あなたにとって一番の主治医は本来あなた自身であるはずです。ご自身が心地よいと感じる香り、癒されると思える匂いを意識し、脳が集中しリラックスできる環境を整えるということを、改めて考えていただきたいと思います。それによって痛み止めの薬を常用する機会がきっと減るはずです。

平成28年11月吉日

著　者

メディカル アロマテラピーの科学

2017年1月20日　第1刷発行

著　者――――藤本幸弘

発行人――――山崎 優

発行所――――コスモ21
〒171-0021　東京都豊島区西池袋2-39-6-8F
☎03(3988)3911
FAX03(3988)7062
URL http://www.cos21.com/

印刷・製本――中央精版印刷株式会社

構　成――――大坪和博

編　集――――森山哲志

営　業――――松山志信

企　画――――薛 清升

装　丁――――M.Kenjiro

DTP――――Nomiya(FUJI DESIGN)

定価はカバーに表示してあります。

ISBN978-4-87795-347-8 C0030